Justine Felix

Herz der Seelsorge

Justine Felix

Herz der Seelsorge

Heilung im Jetzt

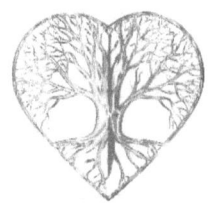

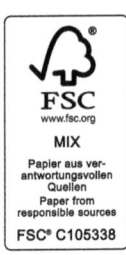

Bibliografische Information der Deutschen Nationalbibliothek:
Die Deutsche Nationalbibliothek verzeichnet diese Publikation
in der Deutschen Nationalbibliografie; detaillierte bibliografische
Daten sind im Internet über dnb.dnb.de abrufbar.

3. Überarbeitete Neuauflage
Umschlag, Illustrationen und Layout: Justine Felix
Titelgestaltung: Justine Felix

Verlag:
BoD · Books on Demand GmbH,
In de Tarpen 42, 22848 Norderstedt
Druck:
Libri Plureos GmbH, Friedensallee 273,
22763 Hamburg

ISBN: 978-3-7693-1493-9

GABEN

Du bittest um Gaben,
mein Herz pocht in dir.
Es zeigt dir einen Horizont in der Ferne,
einen Himmel voller Sterne.
Alles was du brauchst ist da.
Tauche in dein Herz, dann wird es dir klar.
Du manifestierst mich durch dein Leben.
Vertraue mir,
alle Gaben findest du in dir.

Justine Felix

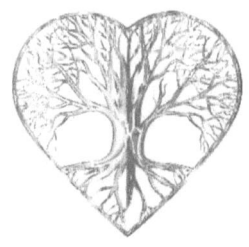

INHALTSVERZEICHNIS

INHALTSVERZEICHNIS

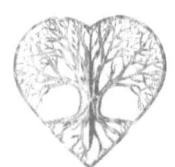

VORWORT

Vorwort von Dipl.-Psych. Wilfried Hundsdörfer,
Ltd. Klinischer Psychologe und Psychotherapeut

Das diesem Buch zugrunde liegende Thema weist hohe Aktualität auf:
Der Wandel im medizinischen Versorgungssystem wird immer evidenter. Dass die Apparatemedizin seit einigen Jahrzehnten die zwischenmenschliche Kommunikation und Interaktion eingeschränkt hat, daran haben wir uns schon fast gewöhnt. Der in den letzten Jahren stark gestiegene Kostendruck, der durch die Krankenkassen auf das medizinische Versorgungssystem (Ärzte, Krankenhäuser) weitergegeben wird, wird unerträglich.
Der kranke und belastete Mensch erhält nicht mehr die Beachtung und Zuwendung, die erwartet wird, sogar nicht einmal die, die notwendig ist, um ihm und seiner Krankheit gerecht zu werden. Die Seelsorge erhält dadurch mehr denn je einen besonderen Stellenwert. Seel-Sorge wörtlich: Sorge um die Seele eines Menschen, wobei Sorge bedeutet:
„sich kümmern", „Beistand leisten". Traditionell denkt man zunächst an die kirchlich organisierte Seelsorge und an das Tätigwerden eines Priesters bzw. Pfarrers.
Definitionsgemäß befasst sich auch die Psychotherapie (griech. ψυχο = Seele, θεραπεία = Heilung, Pflege) im erweiterten Sinne mit dem „Seelenheil" unter der Prämisse eines ausschließlichen Einsatzes wissenschaftlich gesicherter Erkenntnisse.
Dies führt zu einer ungerechtfertigten Einschränkung und Begrenzung des Spektrums heilender Einflüsse und Möglichkeiten. Denn „Heilen" bedeutet im eigentlichen und über das medizinische Denken hinausgehendem Sinne „etwas heil

machen", „etwas wiederherstellen" oder „wieder ins Gleichgewicht bringen". Der Satz „Wer heilt hat Recht" wird von wissenschaftstheoretischer Seite oft kritisiert. Dabei wird übersehen, dass bei Verzicht auf wissenschaftlich-ungesichertes Vorgehen viele heilbedürftige Menschen auf fremde Hilfe oder Unterstützung ihrer Selbstheilungskräfte verzichten müssten. Es stellt sich die Frage, ob dies ethisch vertretbar ist. Justine Felix zeigt im vorliegenden Buch auf, wie eine Synthese aus Religiosität, naturwissenschaftlichen Denken, ergänzt durch mystische und von Heiler bekannte Energien und Einflüsse, unterlegt durch eine zutiefst positive Lebenseinstellung einem Menschen in Not wieder eine Perspektive – selbst über den Tod hinaus – vermitteln kann.

Die Ergebnisse einer solchen „Seel-Sorge" durfte ich in zahlreichen Zusammenkünften mit Patienten, die von Frau Felix besucht worden waren, in meinem klinischen Alltag sehen und erleben. Immer waren diese Menschen gestärkt und sehr angetan von den Gesprächen, den gemeinsamen Gebeten, der empfangenen Kraft und Liebe und von der Hoffnung und Zuversicht, die längst erloschen, sich nun wieder entwickelte und so der Krankheit und dem Leid eine entscheidende Wende oder eine neue Perspektive bringen konnte.

Mannheim, Sommer 2008   *Wilfried Hundsdörfer*

EINFÜHRUNG

Der Inhalt des Buches spricht aus der Praxis für die Praxis. Alle Menschen, die in den therapeutischen Bereichen und in den Heilberufen tätig sind, tragen eine große Verantwortung für das Leben.

Möge das Werk Impulse geben, das vorhandene Bewusstsein bereichern und weiter entfalten. Auf diese Weise dient es der persönlichen und spirituellen Entwicklung. Es ist nämlich von sehr großer Bedeutung unsere menschlichen Potentiale mit der Hilfe des Herzens freizusetzen.

Die christliche Mystik und die einzelnen Dialoge mit Gott zeugen von der verwandelnden Kraft des inneren Weges.

Ein Weg der Erkenntnis, der uns hilft die Verantwortung für uns selbst zu übernehmen und uns zur Antwort auf die Frage nach einem glücklichen Leben führt.

"Herz der Seelsorge" offenbart eine ethische Spiritualität, die weltoffen ist, schöpferisch, lebensbejahend, vernünftig, individuell, neugierig, voller Freude und Begeisterung. Im Laufe meines Lebens durfte ich erst die göttliche Liebe erleben.

Es hat mich neugierig gemacht und ich wollte mehr wissen. Mit der Zeit habe ich viele „Werkzeuge" der Liebe kennengelernt und erfahren, wie der Geist heilt. Die Erlebnisse haben mich toleranter gemacht und mein Herz für das Leben noch weiter geöffnet.

Meine angeborene Neugier lenkt mich durch das Leben und lässt mich immer wieder mit großer Sehnsucht die Liebe suchen und den Sinn des Lebens ergründen.

Mein Wissensdurst gab mir einen Impuls in das einzutauchen, was ein Wunder ist, ein Mysterium, das wir Leben nennen.

Meine persönlichen Beobachtungen und Erkenntnisse haben einen Kern in mir hervorgehoben, der meinem Leben einen Sinn gab. So keimten auf meinem spirituellen Weg immer wieder neue Gottesbilder auf. Gottesbilder, die aber eines immer gemeinsam hatten:

Es war und ist die Liebe, seine/ihre Liebe, die mich bei jedem Sturm allezeit auffängt und neu strukturieren lässt.

Eine heilsame Liebe, die meine innere Quelle mit lebendigem Wasser versorgt, damit ich Freude am Leben habe und es genießen kann.

Justine Felix

DANKSAGUNG

Ich bedanke mich bei Gott, weil ich durch IHN und in IHM die Menschen getroffen habe, die mir auf meinem Weg das Leben mit seinen vielen Facetten präsentiert haben.

Meinen lieben Eltern, die mir das Leben geschenkt haben und mir die eigene innere Schönheit übertragen haben, bin ich sehr dankbar. Als Kind war ich oft krank. Die Schulmedizin wusste manchmal keinen Rat mehr und nur ein Gebet war die letzte Hoffnung. In diesen schweren Momenten haben meine Eltern ihr Bestes gegeben und nicht selten waren sie in Sorge um mein Leben. Aus dieser Erfahrung und Hoffnung entstand auch meine Lebenseinstellung, das Leben selbst nicht aufzugeben.

Ich möchte mich auch bei meinem Mann bedanken, für seine Unterstützung und sein Verständnis dafür, dass ich aus meiner inneren Berufung einen Beruf gemacht habe.
Unsere wunderbaren Kinder möchte ich an dieser Stelle auch nicht vergessen. Ich danke euch für die Anregungen und das Feedback.

Ich habe meinem Mentor, dem Klinikseelsorger Dr. Heinz Ulbricht für die Begleitung und die inspirierenden Lebensanstöße zu danken. Ich bin dankbar für das Vertrauen, das er mir entgegengebracht hat und für die motivierenden Worte. Worte, die mir geholfen haben, nicht aufzuhören und mich immer wieder selbst zu reflektieren. Dadurch habe ich viel mehr Klarheit über meine eigene Person und meine Arbeit gewonnen.

Herz der Seelsorge

Während meiner Ausbildung als Klinikseelsorgerin lernte ich im Krankenhaus Dipl.-Psych. Wilfried Hundsdörfer - Ltd. Klinischer Psychologe und Psychotherapeut – kennen. Unsere kollegialen Gespräche zeigten mir seine wertvolle, menschliche Lebensweisheit und ich fand durch seine Weltanschauung immer wieder neue positive Impulse für meinen Weg. Demzufolge verstärkte er auf seine ihm gegebene Art und Weise meine inneren Ressourcen. Vielen lieben Dank für die Unterstützung und Kraft, die mir durch die Begegnungen geschenkt wurde.

Ich darf noch meine lieben Freunde Anneliese und Wolfgang Hünneke erwähnen, die immer an mich geglaubt haben.
Vielen lieben Dank für eure Hilfe, bei euch fühle ich mich sehr geborgen, verstanden und akzeptiert so wie ich bin.
Die Freundschaft weiß ich zu schätzen. Sie zeigt, dass die emotionale Resonanz der Liebe in unseren Herzen uns zu einer Lichtfamilie verbindet und wachsen lässt.

Durch die Begegnungen konnte ich meinen spirituellen Horizont erweitern und mein eigenes Wesen besser kennenlernen. Die spannende Reise des Lebens ist aber noch lange nicht zu Ende...

Das Wertvollste im Leben ist
die **Expansion der Liebe** durch
die Entfaltung unserer Persönlichkeit
mit den **schöpferischen Kräften in uns.**

Teil Eins

Aspekte gelungener Seelsorge

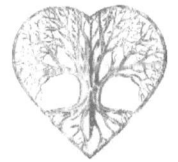

1.1   Vater Unser

Vater Unser im Himmel...
Abba, du bist überall...

Geheiligt werde Dein Name...
Lass uns Deinen Namen in unseren Herzen feiern...

Dein Reich komme...
Mit jeder Erkenntnis der Liebe vergrößern wir dein Reich...

Dein Wille geschehe, wie im Himmel so auf Erden...
Dein Herz soll eine Manifestation unseres Lebens auf der
Erde sein, damit Dein Wille auch unser Wille ist...

Unser tägliches Brot gib uns heute...
Jeden Tag gib uns Nahrung und das Licht der Erkenntnis,
damit du durch uns leben kannst...

**Und vergib uns unsere Schuld,
wie auch wir vergeben unseren Schuldigern...**
Löse bitte die Verstrickungen, welche durch unser EGO entstanden sind und hilf uns das loszulassen, was uns durch
fremdes Vergehen mit anderen verbindet ...

**Und führe uns nicht in Versuchung,
sondern erlöse uns von dem Bösen ...**
Lass uns die Stimme deines Herzens hören, lass uns nicht ir-
ren, sondern befreie uns von dem, was uns zurückhält...

**Denn Dein ist das Reich und die Kraft
und die Herrlichkeit in Ewigkeit.
Amen**

Das ist deine Schöpfung, deine Schönheit,
die sich mit der Kraft deines Herzens ausdehnt.
Pracht und Glanz, deine Weisheit und Klarheit mögen
gegenwärtig auf der Erde sein, damit unsere Handlungen
im Vertrauen und Glauben wachsen können.
Amen.

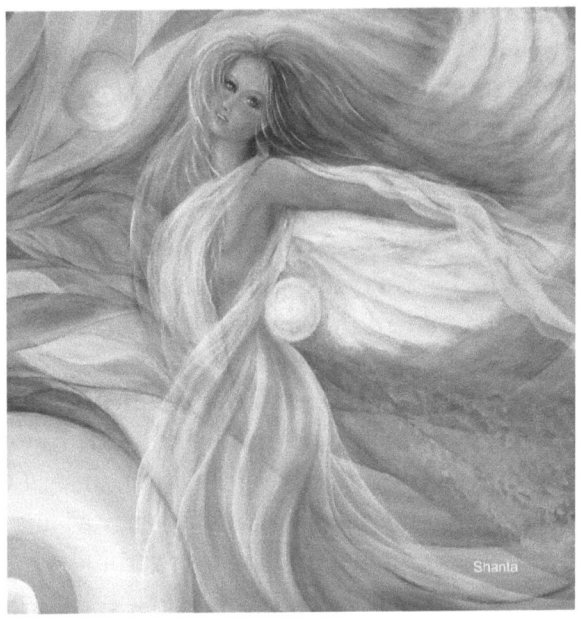

© www.galerie-shanta.de

1.2 Innere Ausrichtung des Seelsorgers

Eine gute Vorbereitung und die Selbsterkenntnis des Seelsorgers sind sehr wichtige Voraussetzungen einer gelungenen geistigen Begleitung. Der Seelsorger begegnet den Menschen mit seiner ganzen individuellen Persönlichkeit.

Was während einer Begegnung geschieht und wie es heilsam für den Patienten wirkt, hängt von der inneren Ausrichtung und der Absicht des Seelsorgers ab.

Die Trinität – Körper, Geist, Seele – ist ein komplexes System. Die Elemente dieser Anordnung beeinflussen sich gegenseitig. Kein Gesetz dieser Welt kann der Einheit Grenzen setzen. Das, was wir gemeinsam nutzen, ist der Geist. Die unterschiedlichen Konfessionen ermöglichen den Menschen die einzigartige kollektive Fokussierung. Es ist der Blick auf Gott in uns Menschen. Es ist die mystische Erfahrung des Eins-sein mit Gott. Es ist das einzige gemeinsame Ziel und der Sinn unseres Lebens. Um das Endziel zu erreichen, fokussieren wir unsere Aufmerksamkeit so individuell und originell, wie wir es selbst sind.

Es gibt unterschiedliche Lebenswege, die wir wählen können:

1. Der Weg von innen nach außen

2. Der Weg von außen nach innen

3. Und eine Mischung aus beiden

Was ist damit gemeint?

Der Weg von außen nach innen ist meistens mit seelischen Schmerzen verbunden, die sich irgendwann als körperliche Krankheit manifestieren können. Und schließlich dann, wenn schon all menschlich erdenkliche Kunst des Heilens ausgeschöpft wurde, wird über das eigene Leben und dessen Sinn nachgedacht. Meist erst kurz vor einem Niedergang ist der Mensch bereit sich zu ändern. Oft ist es für den Körper zu spät, aber für die Seele kann es immer noch befreiend sein. Solche Menschen sind meistens sehr verletzt und handeln auf der Grundlage traumatischer Erfahrungen. Das heißt: wenn zum Beispiel ein Kind schon in der Kindheit immer wieder beschimpft wird, dass es ein Blödmann und eine faule Socke ist, dann kann es in seinem Denken ein Muster entwickeln: „ich bin nicht wertvoll, ich bin hier unerwünscht, ich bringe es nie zu etwas, ich bin ein Versager", usw. Seine Talente und Fähigkeiten sind völlig außer Sichtweite und durchaus zerronnen. Seine Erfüllung hier auf der Erde als glückliches, friedvolles Wesen, ist kaum oder gar nicht mehr möglich. Seine geistige Entwicklung ist gebremst und die kreative Entfaltung, die die Leichtigkeit des Lebens ausmacht, findet kaum oder gar nicht mehr statt. Eine erwachsene Person, die zum Beispiel kein Lob und keine Liebe in der Kindheit erfahren hat, kann meistens nur die gleiche Art von Erfahrung – Verletzung – weitergeben.

Natürlich gibt es noch eine ganze Menge an Ursachen, die zu einem leblosen, ohne von Sinn und Lebensfreude erfüllten Leben führen.

Ein verletzter Mensch ist oftmals ein Pessimist, der kaum nette Worte für sich selbst und für andere findet. Er fokussiert sein Leben auf Gefühle und Emotionen, die selbstzerstörerisch wirken.

Die bedingungslose Liebe und die Lebenskraft Gottes werden Stück für Stück von dem Menschen selbst und in ihm selbst isoliert.

So einen seelischen Zustand bezeichnen die meisten Konfessionen als Absonderung – Trennung von Gott (Sünde).

Ein Weg von innen nach außen hat ganz andere Qualitäten. Um es besser zu veranschaulichen, fange ich mit einem (noch) Tabuthema in unserer Gesellschaft an: dem Sterbeprozess. Wenn ein Mensch stirbt, weichen die Lebenskraft und sein seelisches Potenzial von seinem Körper. Der Sterbende spürt, wie mit jedem Atemzug die entfliehende Lebenskraft seinen Körper schwächt. Die Lebenskraft ist der göttliche Funke in uns. Den Körper legt der Mensch ab und sein lebloser Leib wird bestattet. Mehr möchte ich nicht auf den Prozess eingehen, denn an dieser Stelle spielt eine andere Erkenntnis eine große Rolle in unserem Leben. In dieser kurzen Erläuterung erkennen wir, dass unser Körper ohne die Lebenskraft nicht dazu in der Lage ist, eigenständig zu leben. Diese Kraft ist die bedingungslose Liebe, die alle Menschen, unabhängig von der Herkunft, in sich tragen. Eine weise Liebe, die den Körper zusammenhält, ihn harmonisch durchdringt und alle seine Zellen erneuert. Die Regeneration des Körpers und der menschlichen Seele erfolgt durch den Impuls von innen. Wenn ein Mensch den inneren Dialog mit Gott findet und sich nach den inneren gefühlsmäßigen und intuitiven Impulsen richtet, geht er den Weg von innen nach außen. Das Leben nimmt eine neue Richtung an, eine heilsame Richtung, die wir auch „Lebensfülle" nennen. Diese göttliche Kraft, die Jesus „Abba" nannte, ist aufbauend, kreativ, bildend, erfinderisch, fruchtbar und unendlich frei.

Menschen, die das erkannt haben, nutzen die innere Kraft für sich selbst und für andere. Ferner sind solche Menschen eine Bereicherung für die ganze Schöpfung.

Diese Art der inneren Ausrichtung, die ich als den Weg von innen nach außen bezeichne, spielt eine bedeutungsvolle Rolle bei der Seelsorge. Warum? – In den folgenden Kapiteln werde ich detaillierter auf die Grundgedanken eingehen.

Fazit:
Um die verantwortungsvolle heilsame Seelsorge auszuüben, entscheide ich mich für den Weg von innen nach außen.

1.3   Absicht des Seelsorgers in der Seelsorge

Sie möchten also tiefer in die Welt des Geistes eintauchen und mehr über die Vorgehensweise erfahren – prima, ich lade Sie auf eine spannende Reise ein.

Indem wir den Wunsch haben anderen zu helfen und dass Gott in uns und durch uns wirkt, wird die Idee gleichzeitig zu unserer inneren Absicht.

Das was in diesem Moment in uns entsteht, ist wie eine zarte Pflanze in einem Garten. Und wie jede Pflanze, braucht auch unsere Absicht Pflege. Eine Pflege, die wir in Form von positiven Gefühlen, Emotionen, Gedanken, und Taten entfalten können.

Jeder Mensch hat das Bedürfnis nach Geborgenheit, Harmonie und Lebensfreude. Wir alle wünschen uns Gesundheit und ein glückliches, erfülltes Leben. Wir leben in einer Gesellschaft, in der Spezialisierungen in unterschiedliche Richtungen stattgefunden haben. Kaum jemand von uns kann selbständig überleben. Wir entfalteten uns zu denkenden „Spezies", die unterschiedlich geprägt sind. Kaum jemand backt noch Brot zu Hause oder wird selbständig ein Auto bauen. Jeder von uns hat erlerntes Wissen, eine Fähigkeit oder ein Talent. Die Gaben integrieren wir in unser Leben und in Anbetracht unserer Arbeit unterstützen wir uns gegenseitig. Mit unserer Arbeit dienen wir uns gegenseitig.

Dennoch, durch die Schnelligkeit und Hektik entfalten wir enormen Stress, der uns ein harmonisches Leben manchmal unmöglich macht.

Dank der unbegrenzten Entfaltung des Geistes passen wir permanent unsere Begabungen dem Lebensfortschritt an. Das ist an und für sich ein bereichernder Evolutionsprozess, aber viele von uns haben dabei das Prinzipielle aus den Augen verloren. Wir entwickeln immer mehr die menschlichen Gedanken voller Angst, Hass, Neid und Unsicherheit, statt die göttlichen Geistesgüter, die uns ein erfülltes Leben schenken. Die inneren Verletzungen auf der Seelenebene sind wie Unkraut in unserem seelischen Garten.

Wir sind aber nicht hilflos! Es gibt zurzeit immer mehr Angebote, bei denen die Verletzungen bewusst transformiert werden. Auf diesem Gebiet gibt es reichlich Werkzeuge, die den Menschen helfen, die lebenszerstörerischen Gefühle und Emotionen heilsam zu wandeln.

Mit den eigenen seelischen Prozessen soll sich jeder angehender Seelsorger rechtzeitig auseinandersetzen.

Sich selbst kennenzulernen und die eigenen Blockaden zu lösen und zu heilen, weist einen positiven Entwicklungsgang auf. Es ist ein Prozess, der uns zu den eigenen göttlichen inneren Ressourcen einen freien Weg formt. Denn aus dem inneren Garten eines Seelsorgers kann sich das „Unkraut" auf den Kranken übertragen und ihn noch mehr belasten.

Aus der Erfahrung heraus weiß ich, dass in jedem Menschen eine ganze Menge von Informationen zu finden sind.

Wir leben im 21. Jahrhundert, unser Verständnis für das Leben öffnet den intellektuellen Horizont. Es wird zwar über Bienen und Blümchen berichtet, jedoch kommen eher wissenschaftliche Formen zum Ausdruck. Begriffe wie: Energie, Photonen oder Lichtquanten. Auf diese Ausdrucksformen gehe ich auch in den folgenden Kapiteln ein.

Fazit:
Eine erfolgreiche Seelsorge braucht eine innere Absicht:
Gott wirkt in mir und durch mich.
Aus dieser Zentrierung heraus bin ich bereit zu helfen.
Zeitgleich schenke ich mir selbst Aufmerksamkeit, um meine
eigenen Verletzungen zu heilen.

1.4   Wunderwerk Körper

Unser Körper ist viel mehr, als wir mit unseren Augen sehen können. Der erwachsene menschliche Körper besteht schätzungsweise aus etwa 10 bis 100 Billionen Zellen. In den Zellen haben Wissenschaftler ein Biomolekül und den Träger der Erbinformation, die sogenannte DNS (engl. DNA), entdeckt. Im Normalzustand ist die DNA in Form einer Doppelhelix organisiert.

DNA ist ein Speicher unterschiedlicher Informationen. In Form einer bestimmten Codierung sind dort unter anderem positive und negative Emotionen, Gedanken und innere Visionen des Menschen gespeichert.

Menschliche DNA hat noch andere interessante Fähigkeiten: sie dient auch als gigantischer Lichtspeicher. Ein deutscher Biophysiker Prof. Dr. Fritz-Albert Popp hat zur Entdeckung der sogenannten Biophotonen beigetragen.

Biophotonen sind Bestandteile (Lichtquanten) jeder Zelle und sie sind die Transportmedien für die Informationen aus der DNA. Sie sind biologischer Herkunft. Der Körper gewinnt sie aus der Sonnenstrahlung (z.B. wenn wir sonnen) und durch Verarbeitung der Nahrung, die wir zu uns nehmen. Sie sind die Hauptakteure für das "Wohin", "Wie" und "Wann" sich eine biochemische Reaktion ereignen soll.

DNA als Lichtspeicher in Form einer Doppelhelix ist quasi eine Antenne, die auch seelische Informationen senden und empfangen kann.

Unsere Emotionen, Gefühle, Gedanken und innere Visionen sind nichts anders als schwingende Energieformen (Lichtquanten). Diese Energieformen wandern mit Hilfe der Biophotonen in unseren Körper – sie werden dank der „DNA-Antenne" intern von Zelle zur Zelle gesendet und empfangen.

Die Zellen des Körpers identifizieren sich mit diesen Informationen und reagieren entsprechend.

Unsere positiven und harmonischen Empfindungen bescheren uns Wohlergehen.

Seelische Verletzungen dagegen verändern die Kodierung der DNA. Sie beeinflussen die Gene und mutieren sie. Die Zellen werden gemäß der Kodierung geformt und der ganze Körper wird als Konsequenz unseres Verhaltens „erneut (in diesem Fall krank) geboren". Unter diesen Umständen sind wir geschwächt und auch anfällig auf Bakterien und Viren. Der Körper und die Seele fühlen sich mickrig. Eine interne Disharmonie verursacht Chaos in unserem ganzen Gemüt. So einen Zustand nennen wir dann Krankheit.

Einen wichtigen Schritt auf dem Weg zur neuen Wissenschaft, die Epigenetik heißt, hat Dr. Bruce Lipton gemacht. Mit seiner Forschungsarbeit zeigt er, dass nicht die Gene den Menschen prägen, sondern nur der menschliche Geist die Gene prägt.

Für unsere inneren Empfindungen sind wir selbst verantwortlich. Viele aufklärende Muster stecken aber im Unbewussten. Unsere DNA speichert nämlich auch Informationen der Ahnenspur. Zum Beispiel: unsere Eltern sind ein Teil von uns. Sie sind als Information (energetisches/visuelles Abbild) mit dazu gehörenden Emotionen (Energieformen) in uns ganz real. Wenn jemand mit ihnen Zoff hat oder sie sogar hasst, dann mag er sich selbst nicht. Dabei sind die Gefühle und Gedanken relevant für unser Befinden und nicht allein das energetische/visuelle Abbild der Eltern.

Wir alle tragen in uns geistige Bilder, die mit Emotionen und Gefühlen verknüpft sind. Diese Energieformen können uns aufbauen oder vernichten.

Analog zu den inneren Prozessen in uns selbst, fungiert unser ganzer Körper als große Antenne. Wir sind die ganze Zeit auf Sendung und Empfang.

Das zu wissen, spielt eine sehr große Rolle bei der Seelsorge. Den bedeutungsvollen Verlauf schildere ich ausführlicher in den künftigen Kapiteln.

Mir ist bewusst, dass noch andere Sichtweisen und Erkenntnisse bezüglich des Körpers vorhanden sind und ich habe keineswegs das gegenwärtige Wissen aus diesem Bereich ausgeschöpft, jedoch habe ich die für die Seelsorge markanten Punkte angesprochen.

„Liebe deinen Nächsten wie dich selbst"
ist kein leerer Spruch.
Nur durch Unwissenheit verletzen wir uns gegenseitig.
Dadurch schaden wir uns selbst seelisch und körperlich.
Eine alte Volksweisheit besagt:
„Unwissenheit schützt vor Strafe nicht."

Aber wer nichts weiß, muss alles glauben.
Und der Glaube kann bekanntlich Berge versetzen.

Fazit:
Informationen in unserem Körper in Form von Emotionen, Gefühlen, Gedanken und inneren Bildern sind Bestandteil unserer Persönlichkeit.
Das Leben hat uns mit Fähigkeiten ausgestattet, die es uns ermöglichen, mit unserem ganzen Gemüt unser Umfeld und vor allem uns selbst, positiv oder negativ zu beeinflussen.

1.5 Gott – Heiliger Geist

Dieses Kapitel möchte ich Gott widmen. Ich habe lange überlegt, wie und was ich über Gott schreiben soll. Jeder von uns
ist so individuell und glaubt unterschiedlich. Das führte häu-
fig in der Geschichte, aber auch in der Gegenwart zu Kriegen.
Ich bin oft besorgt, wenn ich daran denke, dass die verschie-
denen Ausdrucksweisen noch sehr subjektiv interpretiert werden. Im Grunde kann die subjektive Interpretation auch för-
dernd wirken, denn auf diese Weise entwickeln wir eine
forschende Einstellung, die es uns ermöglicht toleranter zu
sein.

Ein einfaches und anschauliches Beispiel für die Veränderung
unseres Bewusstseins ist das Wort „Erde". Erde ist mit unterschiedlichen visuellen Formen behaftet.

Dem Wort Erde wurde früher ein Bild einer Scheibe zugeschrieben, aber durch unsere forschende Neugier haben wir
unsere Meinung (Bewusstsein) verändert. Zwar benutzen wir
noch weiterhin den gleichen Begriff, aber wir verknüpfen das
Wort mit einem anderen Bild. In unserer Vorstellung wurde
das Bild der Erde als Scheibe durch das einer Kugel (Erdkugel)
ersetzt.

Simultan entwickeln wir unseren Glauben, der uns durch unsere wissenschaftliche Entdeckungen, unterschiedliche Weltanschauungen ermöglicht. Die Weltanschauung wiederum
verändert sich im Verlauf unseres Lebens.

**Die einzige Konstante des Daseins
ist die Veränderung.**

Eine Spiritualität, die nicht mit unserem Leben verknüpft ist,
führt in eine Sackgasse. Jedoch haben unsere inneren geistigen Bilder, die wir mit Hilfe der rationalen und geistigen For-
schung entwickeln, einen großen Einfluss auf unseren

Glauben und die Entwicklung der Spiritualität. Spiritualität und Wissenschaft sind zwei Sichtweisen der einen Wahrheit. Sie ergänzen sich gegenseitig und dienen unserer Toleranz als fruchtbarer Gewinn für das Leben.

Das HeartMath Institut in Kalifornien (USA) hat sich dazu bereit erklärt, die Forschungsergebnisse mit uns zu teilen. Sehr interessant sind die Relationen zwischen den Signalen des Herzens und des Gehirns. Es wurde folgendes festgestellt:

> **1.** Die elektrische **Kraft des Herzsignals** (EKG) ist bis zu **60-mal stärker** als das elektrische Signal des Gehirns (EEG)
>
> **2.** Das **magnetische Feld des Herzens** ist sogar **5000-mal stärker** als das des Gehirns.

Was sind das für Signale, die unsere Technik messen kann und was für eine Verbindung zu Gott besteht in dieser Hinsicht?
Die Trinität – Körper, Geist, Seele – ist eine Einheit, die der Entwicklung der Liebe dient. Körper, Geist und Seele sind Lebensbereiche, die sich gegenseitig beeinflussen und uns helfen Gott zu finden.
Körpersignale, die unsere technischen Geräte empfangen und messen können, sind energetische Felder, die unser Körper aussendet.
Technische Geräte können jedoch die körperlichen Signale nur so lange messen, wie der Körper lebt.
Jedem ist bekannt, dass das EKG- Gerät im Moment des Sterbens einen dauerhaften Piep-Ton von sich gibt. Das heißt: das Herz schlägt nicht mehr, der Körper ist leblos, kühlt ab und bekanntlich setzt dann die Leichenstarre ein. Die Lebenskraft ist aus dem Körper entflohen. Diese Lebenskraft hat

unterschiedliche Qualitäten. Sie hat einen feinstofflichen energetischen Körper, der jedoch eine Zentrierung aufweist. Der körperliche Bereich der feinstofflichen Zentrierung findet in unserer Brustgegend Platz. Aus diesem Grund empfangen die technischen Geräte die stärksten Signale von dem „stofflichen Herz".

Ich nenne die Zentrierung der Lebenskraft: spirituelles Herz - Gott - göttlicher Funke in uns.

Das spirituelle Herz sendet Signale in den Körper, die Zellen nehmen die Informationen auf und wandeln diese in messbare Frequenzen um. Verstärkt durch die Biophotonen (Lichtquanten) senden unsere Doppelhelix-Antennen (Lichtspeicher) Signale, die wir als elektrische **Kraft des Herzsignals** (EKG) oder **magnetisches Feld des Herzens** bezeichnen. Aus der christlichen Mystik ist folgendes Bild bekannt: „Jesus, ich vertraue auf Dich". Eine polnische Nonne Maria Faustyna Kowalska, Seherin und Mystikerin, empfängt (mit dem inneren Sehen) um ca. 1931 eine Vision von Gott. In ihrer Vision wurde ihr aufgetragen ein Bild Jesu malen zu lassen. Das Bild - oft als Gnadenbild verehrt - zeigt Jesus, von dessen Herz zwei Strahlen ausgehen. Es ist ein wertvoller Hinweis auf das spirituelle Herz, das göttliche Licht in jedem Menschen. **Diese Lebenskraft kann der menschliche Verstand kaum erfassen und kein technisches Gerät direkt messen.**

Diese Kraft wird mit Hilfe unseres Körpers umgewandelt und möchte erfahren und ausgelebt werden. Diese Lebenskraft macht ihrem Namen alle Ehre und schenkt uns Leben. Es ist eine bedingungslose Lebenskraft, die die ganze Schöpfung durchdringt. Sie entfaltet sich durch uns und nimmt immer wieder neue Formen an (Evolution). Unsere Zellen sind durch diese Kraft verbunden und es liegt an uns, ob wir diese Lebenskraft in unser Leben voll und ganz integrieren.

Bedingungslose Liebe in jedem von uns – in unserem alltäglichen schnellen Leben ist es nicht so leicht diese eigentlich einfache Wahrheit zu begreifen. Besonders, wenn wir uns manchmal in bestimmte Glaubens- und Gedankenmuster festfahren. Glaubensmuster, die uns die geistige Freiheit rauben.

So entstandene Synapsen im Gehirn sind dann wie betonierte Straßen, die wir nur unter großer Mühe „abbauen" können.

Die gute Nachricht ist: mit dem Herzen können wir es mit Leichtigkeit wandeln und verändern.

Gott kommuniziert mit uns durch Impulse. Diese Impulse nehmen wir intuitiv in Form von Emotionen, Gefühlen, Gedanken oder in Form von inneren Bildern wahr. Oft manifestiert sich die Antwort als inspirierendes Buch oder durch einen Menschen, der gerade das passende für uns hat, nach dem wir suchen.

Unsere Gedanken, deren Ursprung / Inspiration von Herzen kommt, bescheren uns Weisheit, Frieden, Gesundheit und Lebensfreude.

Wenn Gott eine Lebenskraft ist, wird er zum Leben beitragen und nicht sich selbst zerstören wollen. Aus diesem Grund sind unsere Gedanken und Taten, die dem Leben dienen, lebensspendende Energieformen, die wir liebevoll „HEILIG" nennen dürfen. Und dadurch, dass deren Ursprung im feinstofflichen Bereich des Geistes ruht, ist er der Bereich des **Heiligen Geistes in uns selbst**.

Die Schönheit ist in uns.

Nach den neusten Erkenntnissen der Quantenphysik bestehen wir aus Informationen und Licht.

Was für ein wunderbares Bild es ist, wenn wir uns nur vorstellen, dass unsere Zellen miteinander kommunizieren und dabei unsere positiven Gedanken übermitteln.

Wenn wir uns jetzt zwei Menschen vorstellen, die sich unterhalten, findet die gleiche Kommunikation wie bei den Zellen statt.

Jedem gehört ein eigenes Energiefeld, das mit Gedankenkraft verändert werden kann. Durch unsere Fähigkeit „zu senden und zu empfangen" verändern wir gleichzeitig auch unsere Umgebung. Die Konsequenzen des Lebensvorgangs spiegeln sich dann in unserer äußeren Wirklichkeit, die wir mit den fünf Sinnen (riechen, schmecken, hören, tasten, sehen) wahrnehmen.

Ein Gedanke oder ein geistiges Bild ist auch wie ein Vogel, der vorbei fliegt. Und es hängt von uns ab, ob wir ihm erlauben ein Nest bei uns zu bauen oder ob wir ihn weiter fliegen lassen. Unsere inneren Eigenschaften können wir ebenfalls mit einem Garten vergleichen. Die inneren Ressourcen, positive Eigenschaften, Kreativität, Talente, Fähigkeiten etc. sind wie Obstbäume. Und die Bäume können nur essbare, gesunde Frucht tragen, wenn die Qualität des Bodens, der Luft und eine gute Pflege gegeben sind. Wenn der Boden verseucht ist (innere seelische Verletzungen), können die Bäume nicht gedeihen.

In jedem wunderschönen Blumengarten wächst auch Unkraut mit. Unkraut kann sich so lange vermehren und sogar das Blumenwachstum zum Stillstand bringen, wie es der Gärtner zulässt.

Die inneren Verletzungen des Menschen (Wertlosigkeit, Angst, Hass, Verbitterung, Traurigkeit, Neid etc.) können wir mit dem Unkraut vergleichen. Und dieses „innere Unkraut" legt die Entfaltung unserer Talente lahm. Einen Erfolg im Leben unter solchen Voraussetzungen können wir nur mühsam oder gar nicht erzielen.

Das Leben scheint dann schwer, grausam und nicht gerecht. Wir kämpfen uns durch… Alle sind schuld, nur nicht ICH. Die Folgen: Stress, Unzufriedenheit, Disharmonie, Krankheiten, Burnout usw.

Jeder ist selbst verantwortlich für den „inneren Garten".

Jedoch soll jedem Seelsorger bewusst werden, dass er den Job von einem kranken Gärtner manchmal übernimmt.

In einem Gespräch hilft er das Unkraut (innere Verletzungen) in einem fremden Garten „zu pflücken". Wichtig für den Seelsorger ist, diesen fremden seelischen Ballast nicht bei sich abzuladen, sondern nur der höheren Instanz – Gott – abzugeben.

Es gibt viele Gründe, warum der Seelsorger den einfachen Weg wählen sollte. Das spirituelle Herz – Gott – hat nämlich unterschiedliche wunderbare Qualitäten:

1. Diese Kraft löst (löscht) seelische Verletzungen

2. Das spirituelle Herz erneuert die Zellen

3. Die göttliche Energie spendet vitale Kräfte

4. Das Herz füllt und bereichert den Kranken mit innerem Frieden, Geborgenheit, Hoffnung und Zuversicht

5. Aus dieser Kraft heraus ist alles möglich

Mit dem menschlichen Verstand fühlen wir uns oft überfordert und ratlos. Die innere Einstellung, dass es noch etwas Höheres gibt; eine Kraft, die uns immer liebend zugewandt ist, entlastet uns und schenkt uns Optimismus und Begeisterung für das Leben.

Es darf nicht passieren, dass der Seelsorger aus der menschlichen Perspektive (von außen nach innen) handelt und in sehr bedrückenden Fällen seine emotionale Ratlosigkeit und vielleicht auch unausgesprochene Gedanken in den Kranken projiziert, wie: „es ist sowieso ein hoffnungsloser Fall"; „dem hilft schon gar nichts mehr"; usw. Durch neuste Quantenphysik wissen wir, dass diese Art von Emotionen und Gedanken den Kranken noch mehr belasten und bei seiner Genesung bremsen.

Für den Seelsorger ist es sehr wichtig, das eigene spirituelle Herz „zu öffnen" und Gott um Hilfe zu bitten. Mit der Energie des Herzens sind wir nämlich miteinander verbunden. Wenn ein Seelsorger sein eigenes Herz öffnet, erreicht er wie beim Telefonieren das feinstoffliche Herz des kranken Menschen. Auf diese Weise bekommt der Kranke sehr viel förderliche Heilungskraft von innen – sogar bei sehr traurigen Schicksalen und sehr schweren Fällen.

Der Seelsorger fungiert in dem Moment als Transformator, als Verstärker, ein Medium der göttlichen Heilungskraft.

Ein Seelsorger ist als Mensch nicht nur stolzer Besitzer positiver Informationen (Heiliger Geist in uns), sondern auch seine eigenen inneren Verletzungen sind oft ein Thema.

Bedeutend dabei ist, dass bei offenen spirituellen Herzen auch die positiven Informationen des Seelsorgers - wenn sie förderlich für den Patienten sind - mit gesendet werden.

Bei verschlossenem Herzen befindet sich der Seelsorger im Bereich der eigenen Verletzung, die er dem Kranken unbewusst sendet und ihn damit zusätzlich belastet.

Interessant ist auch zu wissen, dass je mehr wir unsere eigenen inneren Verletzungen heilen, umso kraftvoller und heilsamer wirken wir in der Realität, die wir Leben nennen.

Das ist nicht nur ein freudiges Merkmal unserer Bewusstseinserweiterung, denn mit der neuen inneren Ausrichtung verändern wir auch unsere Sensibilität.

Wir fangen im Leben an, uns selbst als mitfühlender und empathischer Mensch zum Ausdruck zu bringen.

Dem christlichen Kirchenlehrer und Philosophen, der Heiliger Augustinus (3.11.354 - 28.8.430), wurden auch heilsame Affirmationen zugeschrieben.

Die folgenden Verse können als Impulse für die Eröffnung des Herzens dienen:

Atme in mir, du Heiliger Geist,
dass ich Heiliges denke.

Treibe mich, du Heiliger Geist,
dass ich Heiliges tue.

Locke mich, du Heiliger Geist,
dass ich Heiliges liebe.

Stärke mich, du Heiliger Geist,
dass ich Heiliges hüte.

Hüte mich, du Heiliger Geist,
dass ich es nimmer verliere.

Augustinus

Fazit:
Gott ist eine treibende Kraft, die uns miteinander verbindet.
Sie vermag uns neu auszurichten.
Sie entfaltet in uns und durch uns (wenn wir es zulassen) den Heiligen Geist und kann disharmonische Muster löschen, die wir selbst schöpferisch kreiert haben.
Das offene spirituelle Herz in der Seelsorge ist der Weg von innen nach außen und der einzig wahre Channel (Kanal / Medium) für die Übertragung der heilsamen göttlichen Heilungskraft.

1.6 Empathie

Je offener das Herz ist, umso deutlicher entfalten sich leicht und frei wertvolle Eigenschaften der menschlichen Persönlichkeit.

Zu den markanten Begabungen gehören:

- Liebe
- Freude
- Friede
- Geduld
- Freundlichkeit
- Güte
- Treue
- Sanftmut
- Gefasstheit

Diese humanen Eigenschaften dienen der Entwicklung des Lebens in Harmonie mit gegenseitigem Respekt und Wertschätzung.

Das offene Herz verändert und verstärkt unsere Sensibilisierung den Menschen gegenüber.

Ein Seelsorger, der die innere Bereitschaft aus der Zentrierung heraus anregt, verändert seine Wahrnehmung. Diese neue offene Wahrnehmung übersteigt die bodenständige fassbare Empfindung der fünf Sinne. Die Achtsamkeit bewegt sich dann im Bereich der Gefühle, Emotionen, Gedanken und der inneren Bilder – und das ist der Bereich des Geistes.

Mit der Zeit entwickeln sich in den Menschen noch andere Sinne des Geistes: Hellfühlen, Hellsehen, Hellschmecken, Hellriechen, Hellhören.

Diese Fähigkeit des menschlichen Geistes ist das Natürlichste, was uns zärtlich in die Wiege gelegt wurde. Diese Begabung drückt eine lebendige Gottesbeziehung aus.

Mit dem erweiterten Bewusstsein werden die unterschiedlichen Formen der schwingenden Energie wahrgenommen und mit den uns vertrauten fünf Sinnen „übersetzt" und tauglich für das alltägliche gegenwärtige Leben gemacht.

Um diesen Zustand besser zu veranschaulichen, können wir uns vorstellen, dass wir uns im Zentrum einer bunten Kugel befinden. Die Mitte der Kugel ist beleuchtet und das Licht füllt den ganzen Raum der Kugel aus. Aus dem Zentrum können wir alle bunten Bereiche der Kugel sehen und beschreiben. Je stärker das Licht in der Kugel leuchtet, desto konkreter sind die bunten Formen und Farben der Kugel zu sehen. Wir nehmen auch die Unterschiede der bestimmten farblichen Bereiche wahr. Die Differenzen der Formen sind einzigartig und unvergleichbar.

Wenn wir uns nun geistig zentrieren und das Herz (Licht) öffnen, gibt es die Möglichkeit die eigenen seelischen Bereiche mit allen Nuancen (positive und verletzte) neutral wahrzunehmen.
Nun ist der Seelsorger in einem seelsorgerischen Gespräch und taucht in den seelischen Bereich des Patienten ein.
Die Fähigkeit Gefühle, Emotionen, Gedanken und Absichten cines anderen Menschen wahrzunehmen, nennt sich Empathie. Empathie spielt bei der Seelsorge eine bedeutende Rolle.

Es gibt unterschiedliche Formen der Empathie:
1. Empathie des reinen Mitfühlens
2. Empathie des Mitleidens

Die erste Form besagt, dass sich der Seelsorger in die innere Welt des Patienten einfühlt und in der Lage dazu ist, seinen inneren Zustand mitfühlend und unbeteiligt zu beschreiben.

Er nimmt alle seelischen Nuancen des Patienten wahr und verurteilt sie nicht.

Aus dieser neutralen Position entwickelt sich eine gemeinsame Basis, die Vertrauen, Geborgenheit und ein Gefühl der Sicherheit vermittelt.

Die Empathie des Mitleidens unterscheidet sich grundlegend von der ersten Form. Während des Einfühlens in den seelischen Bereich des Patienten, identifiziert sich der Seelsorger meistens mit den seelischen Verletzungen des Gegenübers und leidet mit. Es mag sein, dass sich der Seelsorger gut vorbereitet und davor zentriert hat, dennoch ist es ihm nicht möglich den neutralen Zustand des Geistes zu halten. Die Konsequenzen können bedrückend sein. Erstens wird der Kranke noch stärker seelisch belastet, das heißt ihm wird nicht geholfen. Zweitens nimmt der Seelsorger durch die Spiegelung selbst die Belastungen des Kranken in sich auf.
Diese Art der Empathie charakterisiert **nicht** eine gelungene Seelsorge.

Dieses Verhalten ist uns jedoch schon von Sandkastenspielen bekannt:
„Im Sandkasten spielen zwei kleine Jungs. Der eine fühlt sich plötzlich unwohl, weil seine Windel nass wird. Er fängt an zu weinen. Damit zieht er die Aufmerksamkeit der Mutter oder des Vaters auf sich und die Eltern wissen, was zu tun ist. Sein kleiner Kumpel fängt auch an, ohne einen Anlass, mit zu heulen. Er hat eigentlich keinen Grund; seine Windel ist trocken, Hunger hat er nicht und die Mama ist auch in Sicht – er ist in Sicherheit. Trotzdem „leidet" er durch die angeborene Empathie mit seinem Sandkastenkameraden kollegial mit."

Diese Art der Empathie bezeichnet einen Automatismus, der mit der Reife der menschlichen Seele zu tun hat.

Analog: ist der Seelsorger in Sicherheit, hat keine Schmerzen, keinen Hunger, keinen Durst, alle seine physiologischen Bedürfnisse sind erfüllt und trotzdem gelingt es ihm nicht immer, die Sorgen des Patienten nur mitzufühlen.
Die Wahrnehmung in Form einer reifen Empathie kann man jedoch üben. Je mehr ein Mensch seine eigene Seele kennenlernt, desto „lebenskundiger" übt er seinen Job als Seelsorger aus. Der Prozess führt zur individuellen Klärung der Persönlichkeit und Reife der menschlichen Seele.

Dennoch ist es in der Seelsorge wichtig, dass nur die Empathie des reinen Mitfühlens zum Wohle der beiden Seiten ausgeübt werden sollte.

Um das Thema Empathie zu vertiefen, gibt es eine große Reihe an Literatur aus dem wissenschaftlichen Bereich.
Ich fand die Bücher von einem deutschen Forscher (Molekularbiologie, Neurobiologie) und Arzt, Prof. Dr. med. Joachim Bauer, sehr bereichernd und hilfreich.
Eine Zusammenstellung von Literatur, die den Horizont erweitern kann, finden Sie am Ende dieses Buchs.

Fazit:
Nur die Empathie des Mitfühlens charakterisiert eine gelungene Seelsorge.

1.7 Seelische Pflege
Ein Seelsorger sorgt auch für sich selbst

Ein Seelsorger wird ständig mit Leid konfrontiert.
Aus diesem Grund ist die seelische Pflege für ihn lebenswichtig. Humor und Freude sind persönliche Merkmale, die die Seele zweifellos sehr bereichern. Aber auf Lustig zu machen, wenn uns wirklich nicht danach ist, erleichtert uns in bestimmten Situationen kaum oder gar nicht. Und es mag sein, dass die Traurigkeit, die uns gerade befallen hat, eine wichtige Botschaft für uns verbirgt. Der Ursache auf den Grund zu gehen, um den emotionalen Zustand zu entschärfen, sollte man unbedingt in Anspruch nehmen. So entstehen auch bedeutende Erkenntnisse auf dem Weg zum Christusbewusstsein. Wichtig dabei ist, sich selbst anzunehmen. Denn der Kampf gegen die Traurigkeit kann jedoch dazu führen, dass wir ins uns einen Selbstbestrafungsmechanismus entwickeln, der gar nicht wohlwollend ist. Erkenntnisse zu sammeln und aus der Situation zu lernen, dient dem seelischen Wachstum.

Die Unfähigkeit aus Fehlern / Erfahrungen zu lernen, versetzt uns in ein seelisches Steinzeitalter.

Eine intuitive, individuelle Ausbalancierung der Trinität – Körper, Geist, Seele – hilft dem Seelsorger eine erfolgreiche Seelsorge auszuüben.

Zu den markanten Besonderheiten der seelischen Pflege gehören:

- Tägliche Innenschau – wie war mein Tag; wie sieht mein „innerer Garten" nach dem ganzen Tag aus; was darf ich loslassen; was hat mich gestärkt; vielleicht kam es zu gegenseitiger Verletzung und es bedarf der Vergebung, usw.

- Gewünschte Spiegelung der Liebe auf der Körperzellenebene mit Hilfe eines Gebets oder einer Meditation – dies führt zu einem inneren Klärungsprozess, der den Frieden in uns selbst wiederherstellt.
- Bewusst eigene Gefühle und Gedanken wahrnehmen.
- Schöne harmonische Musik nicht nur mit den Ohren, sondern mit dem ganzen Gemüt hören.
- Ausflüge in die Natur – bewusst die Schönheit der Schöpfung in sich aufnehmen.
- Fröhliche Reize durch Musicals, Konzerte, Kinobesuche in das tägliche Leben einbinden.
- Ein gesundes Essen zur Feier der Sinne entfalten und genüsslich auskosten.
- Bewusst das Leben atmen – Ruach der Liebe, der uns mit jedem Atemzug das Leben in Fülle schenkt.
- Innere Schönheit durch meditatives Tanzen zum Ausdruck bringen.
- Geistiger Austausch mit Gleichgesinnten – vermittelt ein stärkendes Gefühl („Ich bin nicht allein") und intensiviert die Empfindung der Zugehörigkeit, die wiederum eine bewusste Sicherheit stärkt.
- Kontakte mit guten Freunden pflegen – sie unterstützen unsere inneren Ressourcen, die dem Leben dienen.

Fazit:
Die Ausübung der Seelsorge bedarf täglicher „seelischer Pflege", die den Seelsorger für seine Arbeit stärkt und ihm hilft, sich zu zentrieren.

1.8   Mit dem Herzen hören und sehen

„Mit dem Herzen hören und sehen" ist ein Ausdruck, der die Fähigkeiten außerhalb der fünf gewöhnlichen Sinne des Menschen auffasst. Damit wird eine lebendige Gottesbeziehung bezeichnet. Hier ist wieder die beste mediale Antenne gefragt, die uns einen rauschfreien und einfühlsamen Empfang ermöglicht. Dies ist das spirituelle Herz, Gott in uns.

Vor einem seelsorgerischen Gespräch klopft der Seelsorger an die Tore des Herzens an. Eine Bitte, ein Gebet an Gott, hilft ihm sich besser auf die Liebe einzustimmen. Es ist so, als ob er eine Radiosendung suchen würde. Erst kommt das Rauschen und im Nachhinein kommt aus der Stille heraus, Schritt für Schritt, ein sauberer, feiner Empfang. Der Seelsorger bekommt die Impulse aus dem Herzen. Diese manifestieren sich bei ihm als Gefühle, die zu Gedanken werden und Gedanken gibt der Seelsorger in Form von heilsamen Worten an den Kranken weiter.

**Es ist unbedeutend, was der Seelsorger will;
wichtig ist, was der Kranke braucht.**

Der Seelsorger fühlt sich empathisch ein und hilft dem Patienten seine seelischen Verstrickungen zu lösen. Er soll aber nicht mitleiden, denn er dient in einem Gespräch als Kanal der Liebe.

Mit dem Herzen zu sehen und zu hören, bedeutet für den Seelsorger, mit den Augen und Ohren des Schöpfers dem leidenden Menschen ohne Verurteilungen sanft zu begegnen und liebevoll zu begleiten.

So eine innere Ausrichtung ist:
- mit gegenseitiger Wertschätzung gefestigt,
- ohne Befangenheiten und
- bedingungslos.

Das „sichtbare" Tagesbewusstsein kann oft trügen.

Das, was wir mit unseren Augen sehen, entspricht oft nicht dem inneren Zustand des Menschen. Jeder kennt die Situation; manche fragen dich: „Wie geht es dir?" Um sich nicht rechtfertigen zu müssen, lautet die Antwort oft: „Danke, es ist alles in Ordnung." – und das passende Lächeln verdeckt die innere Disharmonie.

Unsere wahren Gefühle und Emotionen bleiben jedoch für den Fragenden verborgen. Das Gleiche geschieht in der Klinikseelsorge. Es ist eine große Kunst, den Patienten zu erreichen, damit er sich öffnen kann. Das „sich öffnen" spielt eine sehr große Rolle in einer Begegnung.

Ein Mensch, der Ängste hat, ist verkrampft und sein Körper ähnelt einem geschlossenen Gefäß. Wir können dieses Prinzip zum Beispiel in der Schule beobachten. Kinder, die oft getadelt werden; Kinder, auf die nicht eingegangen wird oder Kinder, die beschimpft werden, können beispielsweise das gefühlsmäßige Muster entwickeln: ich bin eine Niete. Sie fangen an sich zu isolieren, verschließen langsam die intuitive Wahrnehmung des Herzens und in manchen Fällen entwickeln sie Lebensängste. Der verkrampfte Körper zieht alle seine Organe in Mitleidenschaft und damit alle Körperzellen. Die Zellen haben Membrane, die sich bei Ängsten nur mühsam öffnen und die Kommunikation der Zellen aufhalten.

Zellen „stecken" in einem angespannten Zustand im Körper wie leblose Steine, die nach liebender Lebenskraft hungern.

In einer solchen Körperhaltung und entsprechenden gefühlsmäßigen Empfindung, ist ein Kind nicht in der Lage zu lernen und nicht aufnahmefähig. Es ist verschlossen und seine Intelligenz kann sich nicht entfalten. Der ganze Lebensprozess ist ausgebremst.

In einem **entspannten Zustand** öffnen sich die Membrane und die Zellen können miteinander kommunizieren. Sie sind aufnahmefähig.

Der ganze Körper ist in einer vertrauten Atmosphäre offen wie ein Schwamm mit großer Saugkraft, der wartet und dazu bereit ist, „lebendiges Wasser" (wertvolle Informationen) aufzunehmen.

Ein anschauliches Beispiel für das innere Sehen mit dem Herzen schildert eine authentische Begebenheit einer jungen Frau, die Folgendes erlebt hat:

„Ich bin gerade nach den Einkäufen ins Auto gestiegen und fuhr auf einen öffentlichen Parkplatz vor meiner Haustür. Direkt vor dem Stellplatz, wo ich parken wollte, bewegte sich langsam ein junger Mann, Mitte Dreißig. Sein Äußeres hat mir verraten, dass er am Down-Syndrom leidet. Er war korpulent, hinkte leicht und sein Körper wies eine asymmetrische Haltung auf. Seine Kleidung war kunterbunt organisiert und unter seinem rechten Arm hielt er eine Sammlung von bunten Werbe-Prospekten. Sein verformtes Antlitz, der halboffene Mund und die anspruchslosen Augen, schienen irgendwie teilnahmslos.

Da ich mir nicht sicher war, was er vor hat, fuhr ich langsam vorwärts und mit einer Handgeste zeigte ich ihm, dass er weiter gehen darf. Ich wollte warten bis er vorbeiläuft und dann erst parken. Zu meinem Erstaunen ist er stehen geblieben und zeigte mir mit unkoordinierten Bewegungen die nächste freie Parklücke. Irgendwie fühlte ich mich unwohl und wurde misstrauisch. Blitzartig dachte ich an alle möglichen Vorurteile gegenüber Menschen mit Down-Syndrom. Ich wurde ängstlich, denn ich wusste nicht, was mich erwartet und was der junge Mann im Schilde führte. Ich fuhr langsam weiter und mit einem leichten Kopfnicken und dezenten Lächeln bedankte ich mich für seine Geste.

Kurz blieb ich im Auto sitzen und beobachtete ihn eine Weile im Rückspiegel. Zu meiner Verwunderung machte er nur ein

paar Schritte und blieb stehen. Ungeniert schaute er in meine Richtung. Na toll... und was jetzt? Ich zögerte noch kurz und in diesem Augenblick meldete sich das Herz: „Schalte deinen Verstand aus und sei nicht so ängstlich. Schau mit dem Herzen." Ich ging kurz in mich und mein Inneres zeigte mir die gutmütige, sanfte Seele des jungen Mannes. Beschämt stieg ich aus dem Auto. Ich öffnete meinen Kofferraum. Der junge Mann machte einige Schritte auf mich zu und platzierte sich direkt hinter meinem Rücken. Ich holte meine Einkäufe aus dem Kofferraum. Fast gleichzeitig versuchte mein freiwilliger Begleiter, ohne großen Erfolg, irgendetwas in Worte zu fassen und dabei gestikulierte er unkontrolliert mit seinen Armen. Plötzlich habe ich ihn verstanden, er wollte mir helfen. „Ach, du willst mir helfen?" – fragte ich ihn. Er nickte fast tonlos. Da ich ziemlich viel eingekauft hatte, konnte ich wirklich nicht meinen Kofferraum schließen, ohne die Einkaufstaschen auf dem Boden abzustellen. Er half mir – ohne diese bedingungslose Wohltat an die große Glocke zu hängen – schloss den Kofferraum und machte dabei einen selbstzufriedenen Gesichtsausdruck. Ich lächelte ihn an, bedankte mich und wünschte ihm einen schönen Tag. Der junge Held setzte ohne zu zögern hinkend seinen Weg fort. Seine Absicht war einfach mir zu helfen...
Fröhlich und bereichert durch die Begegnung, segnete ich ihn in Gedanken und ging zufrieden nach Hause."

Eine lebendige Gottesbeziehung kann jeder lernen.
Sie ist ein Weg des inneren Dialogs mit der Liebe und das Ziel und Fundament aller Religionen.
Die dienlichen Voraussetzungen, die einen inneren Dialog mit Gott begünstigen, sind:
- die innere Bereitschaft das Herz zu öffnen,
- Offenheit,

- verspielte Neugier,
- ein authentischer Wissensdurst nach einer Wahrheit, die dem Leben dient und
- eine echte Freude am Leben, die der großen Herausforderung sich dem Leben zu stellen, stärkend zur Seite steht.

Dieser innere Weg ist ein Prozess, der Geduld mit sich selbst und mit anderen erfordert. Dazu gehört auch der Mut, die inneren Prozesse zuzulassen, wahrzunehmen, durch weise Entscheidungen zu verändern und danach zu handeln.

Fazit:
Die natürliche Begabung „mit dem Herzen zu hören und zu sehen" unterstützt die Seelsorge.
Die höhere Dimension des Geistes – die Liebe – wirkt dann heilsamer im seelsorgerischen Geschehen.

1.9   Christusbewusstsein

Das Christusbewusstsein ist ein Ausdruck, der der christlichen Mystik entspringt.

Aus der Perspektive der Zeit beobachten wir, dass Menschen sterben und eine neue Generation wieder geboren wird.

Auf unterschiedlichen Kontinenten entwickelten sich, dem Klima angepasst, mannigfaltige Formen des Lebens. Diese schöpferische Vielfalt besteht auch bei den Menschen. In der menschlichen Haut sind unter anderem Pigmente vorhanden, durch die sich so viele unterschiedlich farbige menschliche Rassen entwickeln konnten. Der Mensch hatte auch ein Bedürfnis zu kommunizieren und so entwickelte sich die Sprache. Da wir anfänglich nicht so reisefroh und nur zu Fuß unterwegs waren, entfalteten wir im Rahmen der Gemeinschaften unterschiedliche Sprachen.

Unterschiedliche Kontinente, viele farbige Rassen und kreative Entfaltungen der Sprache führten zu unterschiedlichen Bildungen von Kulturen. Zivilisationen brauchen Gemeinsamkeiten, die die Basis für Vertrautheit und Zugehörigkeit vermitteln. So prägen uns unterschiedliche Traditionen vieler Generationen, die aus Lebenserfahrung gewachsen sind.

Ein Mensch strebt nach Glück und das ist GUT so.

Ein Mensch sucht Harmonie im Leben und das ist auch GUT.

Ein Mensch sucht den Sinn des Lebens - er sucht GOTT.

Auf unserem gemeinsamen Weg streben wir nach einer lebendigen Gotteserfahrung.

Es entwickelte sich ein innerer Monolog mit Gott. Bitten, Fürbitten, Gebete, Rituale und Kulte. Zeremonien, die unterschiedliche Formen angenommen hatten, verfestigten sich zur Entwicklung unterschiedlicher Gottesbilder. Es entstanden abwechslungsreiche Religionen, die den menschlichen

Glauben und das Leben bis heute prägen. Ein Mensch braucht einen Glauben.

Ein Glaube kann Hoffnung und Halt im Leben geben, schöpferische Kraft für innovative Ideen verleihen und konstruktiven Mut vermitteln.

Ein Glaube, der frei macht, der die Menschen nicht begrenzt und nicht ausgrenzt, führt zu vielen segensreichen Erkenntnissen, die uns gegenseitig bereichern.

Eine vielfältige Reihe der Religionen und Weltanschauungen formen unseren Glauben. Unsere geistige Entwicklung, technische Fortschritte und Erfahrungswerte hinterlassen wiederum einen Eindruck bei der Gestaltung des Glaubens und tragen zu der Entwicklung der Religionen bei.

Viele Menschen haben ihre Helden. Großartige Helden, die uns helfen den Alltag zu meistern.

Das betrifft auch unseren Glauben. Jede Religion hat ihren Helden, der nachhaltig die Welt durch eine Volksgemeinschaft prägt. Im Christentum ist es Jesus. Seine Person ist auch anderen Glaubensrichtungen bekannt.

Jesus Christus gilt als großer Heiler der Seele und des Körpers. Seine Werke begeistern viele Menschen und sein Leben ist eine wahre Inspiration für die Seelsorge.

Alle Wege der unterschiedlichsten Religionen laufen auf das gleiche Ziel hinaus: sie alle führen zu Gott.

Eine Gotteserfahrung verbindet und schafft Kommunikationsbrücken, die auch der Demut dienen. Unwissen und unüberlegt begriffene Demut haben jedoch der menschlichen Seele oft geschadet.

Einen Weg, Gott persönlich in einem transzendenten Zustand zu erfahren, weist in jeder Religion die Mystik auf.

Der Begriff Mystik (von griechisch μυστικός mystikós, „geheimnisvoll") beschreibt Zeugnisse, sowie Erfahrungen der Verbundenheit in und mit Gott. Die Aussagen christlicher Mystiker weisen oft Analogien zu den mystischen Traditionen anderer Religionen auf, wie Kabbalistik (Judentum), Zen (Buddhismus), Sufismus (Islam) oder Tantrismus (Hinduismus/Buddhismus).

Eine Gotteserfahrung mündet in einem Erwachen in Gott. Eine Erfahrung, die sich in jedem erfüllen kann, wenn er es nur zulässt.

Erwachen

Geschenk des NICHTS, der LEERE,
alles zu sein ohne jegliche Sperre.
Dein SEIN verschmilzt
mit dem göttlichen Herz.
Gefühl der Ohnmacht,
spürbare allumfassende Macht.
Macht der Liebe,
Macht der Weisheit.
Die Leere ist da,
alles ist unantastbar.
Jenseits von allem, eine Wahrheit.
Ausgedehnt bis zur Unendlichkeit.
Gefühl des Glücks,
du bist eben NICHTS.
Dein Körper ist nicht dein wahres ICH,
er begrenzt nur deine echte Sicht.
Die Liebe allen SEINS,
spürst du im Herzen, es ist wahrlich deins.

J. F.

Dieser Zustand des Geistes löst durch seine heilsame Wirkung seelische Verletzungen auf.

Jesus Christus verkörperte so eine Erfahrung bis auf jede Zelle seines Körpers. Diese Fertigkeit verlieh ihm Charisma, Segnungskraft und die Weisheit des Lebens.

Die Verkörperung der bedingungslosen Liebe hat er brauchbar in das alltägliche Leben eingeflochten.

Jesu Spiritualität war bodenständig, lebensbejahend, schöpferisch, menschenfreundlich, hat die Sitten und Traditionen damaliger Zeit berücksichtigt und diente dem Leben in der Gegenwart.

Wegen der großen Wertschätzung für seinen leidenschaftlichen Dienst im Namen der bedingungslosen Liebe, nennen alle Mystiker unterschiedlicher Glaubensrichtungen diesen Zustand der bewussten Verkörperung des Göttlichen:
Christusbewusstsein.

Das Christusbewusstsein ist eine Geisteskraft des Herzens. Das Geheimnis ist die Bewusstwerdung unserer tatsächlichen Natur.

» Das Christusbewusstsein in dir und mir «

Es ist die Liebe, nach der alle suchen - ein kostbarer Schatz, der jedem Menschen zugänglich ist. Dieses Bewusstsein lässt unsere menschliche Seele aufhellen. Ein Bewusstsein, das jedem einen individuellen Sinn des Lebens verleiht.

Ein Seelsorger, der durch so eine Erfahrung bereichert wurde, kann dem leidenden Menschen evidenter helfen. In diesem Moment ist er ein Arzt der Seele. Die lichtvolle Kraft des

Herzens durchflutet die verletzten seelischen Anteile des Patienten und hilft ihm somit ganzheitlich zu heilen.

Fazit:

Das Christusbewusstsein ist ein Zustand, der das ganze breite Spektrum des Lebens durchwebt und das Herz weise mit dem Verstand verbindet.

Aus der Sicht des Christusbewusstseins ist jeder leidende, kranke, geistig und materiell arme, hungrige und durstige Mensch ein gekreuzigter Christus.

1.10 Vergebung

Vergebung ist ein Wort der Liebe.

Eine Synthese von Loslassen und Barmherzigkeit bezeichnet einen Prozess der Versöhnung mit sich selbst und mit direkten Beteiligten.

Jeder Mensch ist ein Individuum. Es gibt so viele Gebete und seelsorgerische Gespräche, wie Menschen auf der Erde.

Vergebung ist ein beachtlicher Aspekt einer gelungenen Seelsorge, jedoch kann Vergebung allein nicht erzwungen werden.

Um den Prozess der Vergebung näher zu bringen, beschreibe ich zuerst die anschaulichen Beweggründe, die ebenfalls zu einer Verletzung führen können und eine energetische Blockade im menschlichen System verursachen.

Wenn zwei Menschen streiten, entfacht sich eine unangenehme Atmosphäre. Eine außenstehende Person nimmt beim Betreten des Raumes eine miese Stimmung wahr. Es mag sein, dass die zwei Personen nicht mehr mit den Worten fechten und trotzdem scheint der ganze Raum eine betrübliche Stimmung zu haben. Die Streitenden „verteilten" nämlich während des Disputs eine negative Stimmung im Raum und waren dabei so „erfolgreich", dass ein Außenstehender die Atmosphäre intuitiv wahrnehmen konnte.

Was ist geschehen und wie ist es möglich?

Ein verletzendes Wort ist ein ausgesprochener Gedanke, der den Ursprung in Gefühlen hat. Energetisch gesehen ist es ein energetisches Quantum, das sich wirbelnd durch den Raum in Richtung der angesprochenen Person bewegt, um letztendlich in ihr (auf ihr) zu haften. Die Streitenden senden und empfangen gegenseitig Gehässigkeiten, die an ihnen selbst „festkleben" und dabei stagniert ihre eigene Lebensenergie.

Die Liebe in uns ist eine Kraft, die nur ungestört frei fließen kann, wenn wir harmonisch, gewaltlos und konstruktiv miteinander kommunizieren.

Gemeinheiten, die aus Bosheit an andere verteilt werden, bleiben wie schwarzer Teer an weißen Federn kleben.
Das kann endlose Konsequenzen haben.

Ein energetisches Quantum der Feindseligkeit verfügt über die Fähigkeit sich zu vermehren.

Ein verletzter Mensch hat die Neigung, verbittert zu gedeihen. Wohlgemerkt ist die Verbitterung eine mutierte Vervielfältigung der Feindseligkeit. Wut, Zorn, Bösartigkeit sind nur die möglichen Wirkungen der Vermehrung eines Quantums des Streites. Das führt zur **Hartherzigkeit** und allein das Wort in sich verbirgt eine Beschränkung unserer Lebensqualität. Wie kann ein Mensch mit einem „versteinerten Herzen" in Fülle leben?

Das bedauernswerte Problem in dieser Zwangslage ist, dass ein verletzter Mensch, der schon einige Zeit einen wirksamen Groll in sich trägt und hegt, kaum den Bedarf zu vergeben sieht.

Auch ein Mensch, der unerwartet in eine unangenehme Situation geraten war und sich danach gekränkt fühlt, ist meistens nicht so schnell bereit die Verletzung durch Vergebung loszulassen.

In dieser Situation ist es auch nicht einfach über fliegende energetische Quanten zu berichten, wenn sie bei jemandem schon ein Nest gebaut haben.

Viele stellen dann die Frage: Warum soll ich vergeben, wenn der andere mich beleidigt hat und ich mich so tief verletzt fühle?

Die Schuldzuweisung nimmt ihren bekannten Lauf. Nun, das Gefühl der Schuld ist auch ein energetisches Quantum, das die Lebensenergie im Körper schwächt. Auf diese Weise ist der Körper auf einem fortgeschrittenen Weg, der ihn krank macht.

Es entwickelt sich eine Konstellation, die hoffnungslos und ungebremst das disharmonische Leben unterstützt.

Es gibt noch ganze Ansammlungen von Mechanismen, die zu Verletzungen führen können. Dieses Beispiel von dem Streit zeigt jedoch einen anschaulichen Grenzfall auf, der gleichzeitig eine angespannte Steigerung und Entfaltung der Emotionen enthüllt.

Die gute Nachricht ist: es liegt in unserer Hand den selbstzerstörerischen Prozess zu stoppen und aus diesen Mustern auszusteigen.

Das Zauberwort heißt: Vergebung.

Was passiert aber wirklich hinter den Kulissen, während dem Ablauf der Vergebung?

Vergebung ist ein reinigender Befreiungsprozess.

Wir geben etwas ab, was uns belastet und krank macht.

Schon allein dieser Gedanke klingt einladend und verstärkt bei einem Leidenden die Hoffnung auf eine Genesung.

An dieser Stelle erzähle ich gerne eine Parabel:

„Es gab einmal einen Menschen, der gerne durch grüne Wiesen lustwandelte. Öfters war er in Begleitung unterwegs und genüsslich bewunderte er die Natur. Mit der Zeit hefteten sich aber Kletten an seine Kleidung. Die Stacheligkeiten ruinierten seine Garderobe und reizten unangenehm die Haut. Seine Haut wurde dadurch rot und wund. Sein ganzes Gemüt wurde aus diesem Grunde belastet und von einem fröhlichen Menschen gab es keine Spur mehr. Seine Nerven lagen blank und er konnte keinen klaren Gedanken mehr fassen. Er traute sich nicht mehr aus dem Haus und fing an, alle sozialen Kontakte abzubrechen. Ersichtlich strafte er sich zusätzlich selbst durch Isolation, die der gesellschaftlichen Ausgrenzung diente. Er sonderte sich ab und stürzte sich durch den Mangel an lebensnotwendigen positiven Reizen in unerträgliche Einsamkeit.

Zu stolz, um Hilfe zu erbitten, vereinsamte er und lebte zurückgezogen in einem Schneckenhaus ohne lichtspendende Fenster. Seine Welt schrumpfte zu einem Mikrokosmos der erbarmungslosen Weltentfremdung.

Innerlich brannte er langsam aus...

Dennoch waren seine gestörten Lebensabläufe noch intakt.

Weiterhin war ihm aber nicht bewusst, dass die Kletten durch einen mutigen Entschluss entfernt werden könnten.

Unerwartet schimmerte in seinem Bewusstsein, ganz zart wie ein sterbender Stern, ein inspirierender Gedanke des Herzens: „Du darfst die Kletten entfernen.

Keiner verbietet dir es zu tun.

Nur du kannst das entscheiden."

Der Mensch musste nun Veränderungsbereitschaft zeigen. Er sah die Kletten an, die sein äußeres Erscheinungsbild verzehrten und gab ehrlich zu, dass sie tatsächlich ihm gehörten und keinem anderen. Er nahm die Stacheligkeiten als reales Bild seiner Selbst an. Mit seiner noch vorhandenen Lebenskraft lockerte er die Kletten und entfernte sie Stück für Stück. Sie hafteten fester als es ihm lieb war und das Rausziehen bereitete ihm auch körperliche Schmerzen. Aber mit Geduld und liebevoller Hingabe ließ er sich nicht mehr von der lebensrettenden Tat abbringen.

Sein Antlitz begann vor Freude zu strahlen.

Der inneren Idee mutig zu folgen, erfüllte ihn mit Stolz auf die eigene Person. Das daraus gewonnene Vertrauen festigte seine Entscheidung dem Herzen zu folgen.

Er entspannte sich und blickte zuversichtlich auf das Leben in
Fülle. Er war bereit, sich selbst und die Welt neu
zu entdecken."

Die Kletten stehen symbolisch für die unterschiedlichen Verletzungen, die während einem Disput zum Tragen kommen.
Dazu gehören:
1. Bissige Worte und Emotionen des Gegenübers
2. Eigene Gefühle und Emotionen, die der Mensch
   schöpferisch während dem Disput kreiert und
   Worte, Gedanken und Gefühle, die er dem Gegenüber
   selbst sendet.

**Vergebung lässt sich nicht erzwingen. Sie bedarf der
Entschlossenheit des offenen Herzens.**

Aus Erfahrung kann ich berichten, dass Menschen, die sich
wegen Verbitterung, Schuldzuweisung und Selbstmitleid
sperren, sich selbst im Wege zu eigenem Wohlbefinden und
einem befreiten Leben stehen.
In so einem Fall kann selbst der beste Seelsorger (Heiler)
nicht helfen.

Bei der Bereitschaft des Kranken, der eigenen Gesundheit bei-
zusteuern und mitzuwirken, öffnet sich sein ganzes Gemüt.
Der Körper ist mit jeder Zelle offen wie ein Schwamm.
Die Energie, die sich während dem Streit entwickelt hat, wird
dadurch nicht mehr festgehalten.
In einer heilsamen Übereinkunft ist es nun möglich, die verletzten Formen der Energie frei zu lassen. Die aggressiven
energetischen Quanten des Grolls werden nun durch die Her-
zensliebe – Gott in uns – in lebensfähige, lastfreie Energieformen umgewandelt.

Die transformierende Wandlung in dem geschilderten Fall erfolgt augenblicklich auf zwei unterschiedliche Weisen:

1. Die bissigen Worte und Emotionen des Gegenübers werden aus dem Vergebenden **entfernt** (neutralisiert - auf „0" gesetzt oder in Quanten der Liebe transformiert). Dieser erste Schritt führt zu einer Erleichterung des Kranken. Und diese Erleichterung kann zur Linderung der körperlichen Beschwerden führen.

2. Die eigenen Gefühle und Emotionen, die der Vergebende schöpferisch während dem Disput kreiert hat und Worte, Gedanken und Gefühle, die er dem Gegenüber gesendet hat, **werden im Vergebenden selbst transformiert.** Die Kraft der Liebe vermag es, die schweren energetischen Formen in eine heilsame Lebenskraft zu wandeln. Während diesem Vorgehen verspürt der Kranke erneut eine angenehme Leichtigkeit und gleichzeitig eine Auffüllung der Lebenskraft, die die Lebendigkeit des Körpers steigert.

Ein kranker Mensch gewinnt an kraftspendender Vitalität und seine Selbstheilungskräfte aktivieren die gebremste Kommunikation der Zellen.

Weitere vorteilhafte Auswirkungen der Vergebung:

• In den zwei Schritten vergibt der Mensch dem Mitstreiter und gleichzeitig sich selbst.

- Ein weiteres sehr interessantes Ergebnis einer solchen Vergebung, ist auch die Auswirkung auf die künftige Kommunikation beider Menschen. In diesem Prozess lösen sich ebenso die gekränkten energetischen Verbindungen zwischen den Beiden und es entsteht eine neue Basis für ein wertvolles Miteinander. Vorausgesetzt, dass der andere auch sein Herz öffnet und bereit ist, die Vergebung anzunehmen.

- Infolgedessen findet eine Spiegelung der reinen inneren Schönheit statt, denn es gibt keinen Grund mehr die wilden Diskussionen fortzusetzen.

- Eine energetische Ausbalancierung der Trinität trägt nun zur ganzheitlichen Heilung auf allen Ebenen des gegenwärtigen Lebens bei.

Nach einem abgeschlossenen Prozess der Vergebung verspürt der Mensch meistens eine wohlige Wärme im Körper, Leichtigkeit und einen inneren Frieden.
Darüber hinaus ist er wieder frei und bereit für neue Ideen, die er schöpferisch in seinem Leben umsetzen kann.

Vergebung

Jeden Tag eine neue Chance
die Entscheidung des Herzens zu treffen.
Vergib mir, dass ich wegen lähmender Angst vor Veränderung,
mich für Deine kostbaren Geschenke nicht entscheiden kann.
Schenk mir Mut, Deine Weisheit zu erkennen.
Schenk mir Mut, die Lebensfreude anzunehmen.
Schenk mir Mut wieder zu leben.
Vergib mir das Festhalten,
Vergib mir meine Schwächen,
die aus Unwissenheit die inneren Ressourcen sperren.
Vergib mir meine Unfähigkeit zu vergeben.
Vergib mir meine Ohnmacht,
obwohl ich weiß, dass ich durch Deine Kraft lebe.
Vergib mir meine Unfähigkeit aus Deiner Weisheit zu schöpfen.
Ich bin bereit.
Es ist mein freier Wille, ich will.
Ich vergebe bedingungslos.
Ich vergebe mir.
Ich vergebe den anderen.
Ich lasse los – Bewusstes und Unbewusstes.
Indem ich bewusst vergebe,
öffnet sich in mir ein neuer freier Raum.
Ich bin leicht, Ich bin frei.
Es entsteht ein heilsamer Raum in mir.
Mit jedem Atemzug fülle ich ihn mit Deiner Weisheit.
Heilig bist Du in Mir – Gott – Danke.

J.F.

Fazit:

Vergebung ist ein wichtiger Aspekt in der Seelsorge, der den Patienten reinigt, belebt und ihn heilsam ganzheitlich ausrichtet.

1.11 Goldene Impulse für eine heilsame Seelsorge

1. Gott ist die bedingungslose Liebe, eine Kraft, die uns durchdringt und harmonisches Leben schenkt.

2. Aus dem Herzen heraus bekomme ich Eingebungen, die mein Leben bereichern.

3. Die Inspiration des Herzens erhalte ich intuitiv in Form von schöpferischen lebenspendenden Emotionen, Gedanken und inneren Bildern.

4. Eine intuitive Entwicklung meines Lebens öffnet in mir einen zeitlosen stillen Raum, wo sich der Heilige Geist in mir entfalten darf.

5. Durch meinen freien Willen trage ich bewusst zu der Entfaltung des Heiligen Geistes in mir bei.

6. Eine tägliche Selbstreflexion und Innenschau unterstützen heilsam meine eigene Persönlichkeitsentfaltung und damit auch meine Ressourcen.

7. Meine Ideen, die den Ursprung im Herzen haben, verfügen über eine sehr große positive Kraft.

8. Meine Taten, die ich nach der Herzensentscheidung durchführe, wirken heilsam für mich und für die ganze Schöpfung: *„An ihren Taten sollt ihr sie erkennen."* *(1. Johannes 2,1-6)*

9. Die sanftmütige Integration des Heiligen Geistes in mein Handeln, manifestiert den Himmel auf der Erde.

10. Die fundamentale Lebenskraft wirkt bereichernd und offenbart sich in der Evolution des Geistes und des Körpers.

11. Der innere intuitive Dialog mit Gott ermöglicht mir den Weg von innen nach außen.

12. Das Unterscheidungsvermögen nimmt den Platz von Verurteilung ein.

13. Die Empathie hilft beim Mitfühlen und schließt bewusst das Mitleiden aus.

14. Für eine gelungene Seelsorge übe ich die Empathie des reinen Mitfühlens.

15. Die Pflege meiner eigenen Seele verleiht mir Kraft, die dann heilsam in ein seelsorgerisches Gespräch hineinfließt.

16. Gott in uns und außerhalb von uns hat die Kraft alte seelische und körperliche Verletzungen und deren Ursachen zu lösen und uns neu auszurichten.

17. Meine Absicht als Seelsorger ist die Bereitschaft, den Menschen zu begegnen und zwar aus der Zentrierung der bedingungslosen Liebe heraus.

18. In der Seelsorge handelt es sich um eine Kommunikation, die von einer gewollten Veränderung seitens der Patienten spricht.

19. Die Verstärkung der Willensfreiheit ist eine von vielen positiven Merkmalen im Sinne einer gelungenen Seelsorge.

20. Die freie Entscheidung des Patienten sich für Gott zu öffnen, fördert seine eigene Selbstheilungskraft.

21. Die höhere Instanz ist in jeder Situation des menschlichen Daseins (Freude – Krankheit) immer präsent.

22. Fort- und Weiterbildungen auf dem geisteswissenschaftlichen Gebiet führen zu mehr Toleranz und begünstigen die persönliche Weiterentwicklung und das erfolgreiche Vorwärtskommen.

Teil Zwei

Skizzen von seelsorgerlicher Gesprächsführung

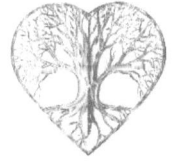

2.1 Einleitung

Durch meine Arbeit als Klinikseelsorgerin entstand der Wunsch die praktischen Erfahrungsräume zu öffnen. Teil Zwei beinhaltet Skizzen von Dialogen zwischen Patienten und dem Seelsorger.

Ich finde, dass es ein sehr wichtiger Teil ist, der die unbewussten Dimensionen im Seelsorgegespräch sichtbar macht. Die konkreten folgenden Fallbeispiele zeigen auch das Geheimnis der inneren Stärke.

Die Zwiegespräche offenbaren das Lebensprinzip von Geben und Nehmen. Es findet ein intuitiver Austausch der seelischen Aspekte zwischen dem Seelsorger und dem Kranken statt.

Die Fallbeispiele helfen anschaulich, ein gewisses Geschehen durch Beobachtung und Teilnahme zu erfassen. Der Dialog gewährleistet einen ergiebigen Informationsaustausch mit Kollegen oder Angehörigen anderer Heilberufe.

Die Weitergabe erfolgt in anonymisierter Form.

Im Dialog steht und

der Buchstabe **S** – für den **Seelsorger**

der Buchstabe **P** – für den **Patienten**

Vor den Berichten möchte ich noch eine kleine Erklärung bezüglich meines Gebets parallel zu den Gesprächen mit den Patienten abgeben. Während des Dialogs versuche ich so gut, wie es mir nur möglich ist, in der Neutralität des Geistes zu sein. Das bezeichnet einen Bewusstseinszustand, der auf die eigene Mitte ausgerichtet ist. Die Mitte wiederum ist die Höchste Instanz, die Liebe, Gott in uns. Auf diese Weise sende ich dem Patienten bewusst ein „Lichtsignal". Dieses „Lichtsignal" beinhaltet die Informationen der Liebe, die das Herz des Kranken erreichen können. Wenn er „offen" ist, empfängt er

Herz der Seelsorge

die Kraft meines Gebets und kann schneller und leichter seine Blockaden (Verstrickungen, Leid) lösen und sich ganzheitlich regenerieren.

2.2   Vertrauen

Ein Mann ca. 45 Jahre alt, eine Stunde vor der OP:
Es war ein 3-Bettzimmer, aber nur ein Bett stand da und war belegt. Als ich herein kam, war der Patient alleine im Zimmer. Das Fenster war gekippt und man konnte ganz deutlich die benachbarte Baustelle hören. Die Sonnenstrahlen, welche durch das Fenster kamen, haben den nicht abgewischten Boden mit Staubfusseln betont. Das Zimmer wirkte auf mich etwas chaotisch.

Der Patient lag im Bett.

S: Guten Morgen.
        (Ich gebe dem Mann die Hand. Er lächelt freundlich)
        Mein Name ist Felix. Ich bin Krankenhausseelsorgerin und komme Sie besuchen.

P: Ah, ja. *(Ich bleibe am Bett stehen)*

S: Sind Sie lange schon im Krankenhaus?

P: Nein, erst den zweiten Tag und in ca. 1 Stunde werde ich operiert.

S: Komme ich vielleicht unpassend? Haben Sie schon Medikamente vor der OP bekommen?

P: Nein, nein. Ich bin noch voll dabei *(Er lacht)*

S: Warum müssen Sie operiert werden? *(Er grinst)*

P: Seit Jahren leide ich an einer Verknöcherung der

Wirbelsäule. Die Krankheit schreitet mit großen
Schmerzen voran. *(Ich sehe, wie sein Kopf wegen der
Erkrankung starr nach links gebeugt ist)*
Ich brauche ......
*(Er erzählt was gemacht werden soll und
warum die Operation nötig ist)*

S: Darf ich mich hinsetzen? *(Ich deute auf einen Stuhl)*

P: Ja, natürlich!
*(Ich nehme mir einen Stuhl und setze mich neben sein
Bett)*

S: Haben Sie Familienangehörige?

P: Ja, ich bin verheiratet und habe zwei Kinder. Gerade
habe ich angefangen unser Haus zu bauen.
*(Der Patient ist nachdenklich und macht
ein trauriges Gesicht)*
Ja, jetzt wird die ganze Baustelle stehen bleiben.
*(Keine leichte Aufgabe für den Familienvater.
In meinen Gedanken bete ich für ihn und
bitte um Hilfe).*

S: Alle Achtung, Sie sind sehr aktiv, wenn man
Ihre Krankheit berücksichtigt.

P: Ja, aber wegen meiner Behinderung musste ich schon
meinen Beruf wechseln. Jetzt bin ich Programmierer.
Wissen Sie, ich gebe nicht auf. Das Leben geht weiter.

S: O ja, eine positive Einstellung bringt im Leben immer
Hoffnung auf Verbesserung. Wie ist es eigentlich mit

Ihrer Krankheit. Kann man die Wirbelsäule mit den Medikamenten therapieren?

P: Nein, die Medikamente können diese Symptome nicht stoppen, eventuell nur bremsen. Große Lebensqualität kann man damit aber nicht gewinnen.
Na ja, *(Sein Ton ist leise geworden)* das alles hat aber erhebliche Nebenwirkungen.

S: Manchmal kann aber eine ganzheitliche Medizin helfen. Sie wissen, wie es mit dem Glauben ist.
Es gibt doch auch Wunder *(Er schmunzelt)*.
Sind Sie ein gläubiger Mensch?

P: Eigentlich nicht so sehr. Obwohl man sagt: „Der Glaube versetzt die Berge" *(Wir beide lachen)* Vielleicht kann die göttliche Heilung in manchen Fällen helfen, aber nicht in meinem. Wissen Sie, bei dieser Art Erkrankung, helfen nur pharmazeutische Mittel und die muss ich mein Leben lang nehmen.
(Ich stelle mir selbst die Frage: Was hilft mehr in dem Fall? Von dem Patienten werde ich es wahrscheinlich nicht erfahren. Die Schwester kam und die OP-Vorbereitungen hatten begonnen.)

S: Ich wünsche Ihnen gute Besserung
(Ich strecke ihm meine Hand entgegen)
Das hat jetzt gut geklappt. Es war was für die Seele und gleich bekommen Sie was für Ihren Körper.
(Wir lachen zusammen mit der Krankenschwester)

P: Auf Wiedersehen und danke für Ihren Besuch.

Herz der Seelsorge

Ich überlege mir, wie ein Mensch mit nur einem Funken des Glaubens wohl beten könnte.

VERTRAUEN

Allumfassende Höchste Intelligenz
Die Hoffnung breitet sich in meinem Herz
Hoffnung der Liebe,
Licht der Besinnung,
Liebe ohne jede Bedingung.
Lass mich vertrauen Deiner Weisheit,
lass mich es sehen mit großer Klarheit.
Du bist die Liebe, ich Dein Kind
erschaffen nach Deinem Ebenbild.
ICH BIN die Liebe, Dein Schöpfungswerk
Mein Dasein ist ein Geschenk.
Stärke bitte meinen Glauben,
der Seelenfrieden ist schön, wie die weißen Tauben.
Durchflute bitte meinen Körper mit der Liebe,
dann wird Deine Vollkommenheit nicht mehr trübe.

Amen

2.3 Fast ohne Worte

Von der Krankenschwester habe ich einen Tipp bekommen. Ich habe erfahren, dass in einem Zimmer eine ältere Patientin eine Beinamputation hinter sich gebracht hat. Niemand besucht sie und sie hat auch keine Familie.

Bevor ich das Zimmer betrat, bat ich Gott um Führung und göttliche Kommunikation. Ich stimmte mich auf Gott und seine Liebe ein.
Danach klopfte ich und betrat das Zimmer. Im Zimmer stand ein Bett und eine alte Frau hütete es, ohne mit einer Bettdecke zugedeckt zu sein. Ihr Bein war amputiert. Ich sah den Stumpf. Es war eine relativ frische Wunde, man konnte noch die Fäden sehen. Dieser Anblick hat mich diesmal nicht erschrocken. Es war für mich irgendwie anders und das mir bekannte Gefühl der Ohnmacht überkam mich Gott sei Dank auch nicht.

S: Guten Morgen
(Ich gebe ihr die Hand und lächle sie an).
Ich heiße Justine Felix.
Ich bin Krankenhausseelsorgerin.
(Die Frau schaut mich verwirrt an. Vielleicht muss ich lauter sprechen, denke ich. Ich wiederhole meinen Begrüßungssatz lauter und deute dabei auf mein Schild.)

P: *Sie nickt mit dem Kopf.*

S: Ich komme Sie besuchen. Ist es Ihnen recht?

P: *Sie nickt wieder und versucht mir etwas zu sagen.*
Ich versuche sie zu verstehen, aber es gelingt
mir nicht. Ja, was soll ich nur tun?
Lieber Gott hilf mir!

S: Wenn Ihnen das Sprechen zu viel Kraft kostet, werde ich einfach nur da sein und Ihnen Gesellschaft leisten.

P: Ja *(Kommt ganz leise).*

S: Darf ich mich neben Sie auf den Stuhl setzen?

P: *Ich bekomme Ihr Einverständnis.*
Ich setze mich auf die rechte Seite des Bettes.
Sie bekommt gerade eine Infusion.
Ihre rechte Hand ist frei, aber durch
die Spritzen blau und wund.

S: Wie alt sind Sie?

P: 83
Kann ich gerade noch verstehen.
Ich nehme vorsichtig und mit Respekt ihre alte, wunde Hand in meine Hände und streichele sie. Ich schaue ihr Gesicht an; sie blickt mir in die Augen und schenkt mir ein Lächeln.
Ohne Worte bleibe ich bei ihr und halte ihre Hand. Ich bete für sie. Eine Stille ist im Raum. Die Frau ist ruhig und ein Frieden „zeichnet" ihren ganzen Körper. Ab und zu schließt sie ihre Augen. Ich habe das Gefühl, dass die Seele sich in einem Prozess der Trennung von dem Körper befindet.

Ich blicke auf den Stumpf; große Trauer und Machtlosigkeit durchdringen mich.
Warum muss der Körper zum Schluss noch so leiden? Muss die Seele gerade solche Erfahrungen machen? "Lieber Gott, bitte heilt und verschont diesen Körper. Befreit ihn von Schmerzen." Mir kommen Tränen in die

Augen. Mich überwältigt ein sehr großes Mitgefühl für diese Frau. Nach ca. 30 Min. versucht mir die Frau etwas zu sagen. Leider kann ich sie nicht verstehen.

S: Soll ich schon gehen?

P: Nein
Sie schüttelt den Kopf.
Sie gibt mir ihre linke Hand, wo die Nadel für die Infusion steckt. Ich streichele und wärme auch ihre linke Hand.
Sie bewegt ihren Daumen und macht mich damit aufmerksam, dass auch ihr Daumen „Liebe" braucht.

S: Ja, ja natürlich vergesse ich Ihren Daumen nicht.

Wir schauen uns in die Augen und lachen fast lautlos. Ich halte jetzt ihre beiden Hände in den meinen. So verging die nächste halbe Stunde. Unsere meditative Stille wurde durch ein Klopfen an der Tür unterbrochen. Es ist mein Mentor. Er möchte mich später sprechen.

S: Ich werde jetzt gehen. Nächste Woche bin ich wieder im Krankenhaus. Möchten Sie, dass ich Sie besuche?

P   Ja
Sie nickt mit dem Kopf.

S: Auf Wiedersehen
Ich reiche ihr die Hand, streiche ihr Gesicht und spontan drücke ich ihr, wie früher bei meiner Oma, einen Bussi auf die Wange. An der Tür bleibe ich kurz stehen und winke ihr. Sie schaut mich mit einem leicht erhobenen linken Arm regungslos an.

2.4 Hat mich Gott verlassen?

Eine Krankenschwester erzählt mir, dass eine ältere Frau sehr depressiv ist. Sie sagt, dass die Patientin (ca. 74 Jahre) eine Krankenhausseelsorgerin braucht. Nach der OP hat sich herausgestellt, dass aus dem Darm ein bösartiger Tumor entfernt wurde. Ich klopfe, trete in das Zimmer ein und frage gezielt nach der Patientin. Sie meldet sich.
Es ist ein 3-Bettzimmer. Zwei Frauen sind im Zimmer.
Die andere Patientin erkennt und grüßt mich herzlich. Ich begrüße sie und gehe auf die Frau, welche Hilfe braucht, zu.

S: Guten Morgen. Ich heiße Justine Felix.
        Ich bin Krankenhausseelsorgerin.
        Ich gebe ihr meine Hand und merke, dass ich
        schon erwartet wurde.

P: Guten Morgen. Schön, dass Sie da sind.
        Setzen Sie sich.
        Sie rutscht auf ihrem Bett beiseite und fordert mich
        auf, Platz zu nehmen.
        Das Bett ist sauber.

S: Ach, wissen Sie, hier ist ein bisschen wenig Platz,
        ich nehme lieber einen Stuhl.

P: Ja, selbstverständlich.
        Ich nehme mir den Stuhl und setze mich neben
        das Bett.
        Was möchten Sie mir sagen?
        Ich bin ein wenig überrascht von Ihrer Frage.
        Was mag sie erwarten? Ich lächle sie an.

S: Ja, vielleicht wollen Sie mir etwas erzählen.
Was haben Sie auf dem Herzen?

P: Ich wurde letzte Woche operiert.
*Sie fängt an zu weinen und erzählt ein bisschen
chaotisch ihre Krankheitsgeschichte.*
*Sie holt ein Taschentuch hervor, trocknet ihre
Tränen und putzt sich die Nase*
Wissen Sie wie ich erfahren habe,
dass ich vielleicht sterben muss? Da sagte ich dem
Gott: „Jetzt bete ich nicht mehr".
Ich habe immer gebetet. Warum tut Gott mir so was
an? Warum muss ich schon sterben?
Ich habe nie geraucht, nie Alkohol getrunken!
Dann sagte mir der Arzt, dass es doch nicht so
schlimm ist. Ich habe mich schon bei Gott entschuldigt
und bete wieder.
Aber warum musste mir so was passieren? Hat mich
Gott nicht mehr lieb?
*Ich bete für diese Frau und richte meine Fragen nach
„OBEN": „Wie kann ich dieser Frau helfen?"*

S: Gott hat jeden lieb. Wenn Sie beten oder meditieren,
können Sie auch bestimmt den inneren Frieden finden,
Sie gehen einfach in die Stille, oder?
Ich zeige dabei auf unsere Herzen.

P: Ja.

S: Wenn Sie dabei die Augen schließen. Stellen Sie sich
eine Ihrer Körperzellen vor. Sie lebt, sie ist
durchdrungen mit göttlichem Licht.
Ihr Körper hat sehr viele von solchen Zellen.

Sie wissen auch, dass Gott
uns nach seinem Ebenbild geschaffen hat.
(Sie nickt mit dem Kopf)
Gott hat einen besonderen „Körper" und auch Sie sind
eine von vielen „Körperzellen" des göttlichen Körpers.
Schauen Sie mal, sie lieben doch Ihren Körper, jeder
Ihre Körperzelle. Sie geben Ihrem Körper Nahrung, sie
pflegen ihn. Genauso ist es auch bei Gott, er liebt und
pflegt alle seine „Körperzellen". Auch Sie sind eine
göttliche Körperzelle. Aus diesem Grund sind Sie und
jeder von uns von Gott sehr geliebt. So wie Sie sind,
ohne Bedingungen. Sie sind einfach geliebt.
Sogar in dem Moment, in welchem Sie vergessen
haben zu beten. Wenn Sie möchten, schenke ich Ihnen
ein Gedicht „Du bist Liebe".

P: Ja, gerne. Wissen Sie, ich habe so was noch nicht
gehört.
*(Sie schaut mich mit großen Augen an, als ob sie
gerade etwas entdeckt hat. Sie lächelt mich an.)*
Sie haben mir jetzt aber „ETWAS" gesagt.
Es ist mir eine große Hilfe und es gibt mir viel zum
nachdenken.
*(Ich freue mich von ganzem Herzen und sage nach
OBEN „Danke").*
Ich war ein uneheliches Kind *(Fährt sie fort).*
Ich habe nie Liebe von den Eltern erfahren.
Ich wuchs bei einer Pflegefamilie und dann
in Heimen auf.
(Ihre Augen füllen sich mit Tränen.
*Sie erzählt mir ihr Leben. Es nimmt mich ziemlich mit
und ich fühle mit dieser Patientin. So einen großen
Ballast hat die Seele dieser Frau.*

Wie hat sie das nur bloß verarbeitet?)
Ich kannte meine Eltern, aber die wollten nichts
von mir hören. Ich war so ungewollt.
Ich habe selbst drei Kinder und denen konnte ich
die Liebe schenken. Meine Mutter hatte ja gar keine
Liebe im Herzen für mich gehabt.
(Sie macht trauriges, nachdenkliches Gesicht)

S: Wissen Sie, jeder hat Liebe im Herzen, jeder trägt
einen göttlichen Liebesfunken im Herzen.
Manche haben es nur vergessen und verschließen
ihre Herzen hinter großen, kalten, schweren
Panzer-Tore. Im Leben regiert dann nur der Verstand.
*(Ich schaue sie an und frage mich, ob sie mich in
ihrer großen Trauer verstanden hat.)*

P: Mein erster Mann ist schon verstorben.
Er war ein Polizeibeamter. Er war so eiskalt,
er hat mir keine Gefühle der Liebe,
keine Zuneigung gezeigt. Mein zweiter Partner war das
große Gegenteil. Er hat mich so geliebt,
er hat sich so um mich gesorgt. Warum hatte mir Gott
auch ihn genommen? Warum musste er schon
gehen?
*(Sie schaut mich fragend an. Lieber Gott hilf mir.
Was soll ich nur antworten?)*

S: Schauen Sie mal, Gott hat Ihnen einen Mann
geschickt, bei welchem Sie das Gefühl geliebt
und geschätzt zu sein bekommen haben …

P: Ja, ja genau so war es.
(Sie lächelt und blüht auf.)
Ich weiß, es ist gar nicht so selbstverständlich.
Ich freue mich, dass ich es erfahren konnte.

Es waren sehr schöne Jahre.
Und jetzt die Operation und so ein Befund.
(Sie hat wieder feuchte Augen).
Ich habe nie Alkohol getrunken. Andere Frauen
machen so was, wenn sie Probleme haben.
Ich verachte es, besonders bei Frauen.

S: Ja, Sie haben Recht, manche Menschen verdrängen
ihre Probleme, indem sie trinken.

P: Ich habe immer gearbeitet.
Ich hatte nie Zeit an irgendwelche Probleme zu denken
oder sie zu verdrängen. Oh, sehen Sie, wieder das
Wort verdrängen.

S: Ja, tatsächlich. Manche Menschen suchen Trost im
Alkohol und versuchen so ihre Probleme zu lösen.
Andere wiederum, arbeiten schwer und haben
keine Zeit eigene Probleme zu verarbeiten.
Statt die Probleme zu lösen, verdrängen sie die
auf diese Weise. Ich kann mir vorstellen, dass
verdrängte Themen die Seele sehr belasten und
das wiederum den Körper. Die Emotionen stauen sich
und landen irgendwo im Körper.
Es mag sein, dass dann auch der Bauch betroffen ist.
Haben Sie vielleicht schon daran gedacht?
(Sie beobachtet mich ganz aufmerksam.)

P: Wissen Sie, wie ich Sie am Anfang gesehen habe,
war ich irgendwie skeptisch.
Sie sind doch soo … jung. Aber jetzt…das alles was
Sie mir erzählen…
*(Na toll, denke ich. Es fängt ein mir schon längst
bekanntes altes Lied wieder an. Ich lächle sie aber
weiterhin tapfer an.)*

S: Ich bin 39. *(Sage ich verlegen und gleichzeitig stolz.)*

P: Nein, das kann nicht wahr sein! Das muss ein Fehler in der Geburtsurkunde sein!
(Sie lacht)

S: Ja, als ich 24 war und mit Likör gefüllte Schokoladenpralinen kaufen wollte, wurde ich an der Kasse aufgefordert meinen Personalausweis zu zeigen.
(Wir beide lachen. In das Zimmer kommen zwei Krankenschwestern.)

P: Na ja, jetzt können wir nicht weiter reden.
(Sagt sie vertrauensvoll und leise)
Wissen Sie das Gespräch hat mir sehr gut getan.
(Ich bekomme unerwartet viele Komplimente von dieser Frau. Im Verlauf des Gespräches nehme ich die Wandlung des ganzen „SEINS" dieser Frau ins Positive wahr. Es ist für mich, wie Benzin für ein Auto! ;-)) Ich bedanke mich bei Gott.)

S: Ich wünsche Ihnen eine gute Genesung.
Nächste Woche, am Montag bin ich wieder im Krankenhaus.
Möchten Sie, dass ich Sie dann besuche?

P: Ja, keine Frage. Ich werde mich freuen.
Auf Wiedersehen.

Am gleichen Tag bin ich nachmittags vorbeigekommen und habe der Patientin das versprochene Gedicht gebracht.

2.5   Ruach

Ich bekomme einen Hinweis von der Krankenschwester. Herr X braucht vielleicht ein Gespräch, meinte sie, er ist sehr schwach und depressiv. Herr X wünscht sich jedoch kein Gespräch. Da Herr X im Zimmer nicht alleine war, hat sich eine Unterhaltung mit seinem Nachbarn ergeben.
Er ist ein ca. 62 Jahre alter Mann, der eine Darm - OP hinter sich hat. Seine Frau war vor ca. 24 Jahren gestorben.
Er arbeitet nicht mehr, ist im Ruhestand.
Er hat eine Tochter, welche ihn pflegt und jeden Tag besucht.
Er ist sehr stolz auf sie.

Es ist ein 2-Bett Zimmer. Die Zimmertür ist offen und die Luft im Zimmer hat einen unangenehmen Geruch nach Fäkalien.

S: Guten Morgen. Ich bin Krankenhausseelsorgerin.
      Ich heiße Justine Felix. Herr X ?
      (Ich gebe dem Patienten die Hand)

P: Nein, nein, das ist er
      (Der Patient zeigt auf seinen Nachbarn. Herr X liegt bewegungslos auf der Seite. Er schaut mich kurz an. Sein Blick ist leer).
      Er ist schlecht dran. Ganz schlimmer Fall.

S: Herr X, wünschen Sie sich ein Gespräch?
      (Ich drehe mich zu ihm um)
      Ich bin Krankenhausseelsorgerin. Ich heiße Justine Felix.

Herr X: Nein. *(Spricht er leise)*
S: Ich wünsche Ihnen eine gute Genesung.

(Er nickt nur leicht mit seinem Kopf, schaut mich dabei aber nicht an.)

P: Er liegt schon eine ganze Weile so.
(Ich schaue in Richtung des anderen Patienten)

S: Aha *(Ich nicke).* Und Sie, sind Sie schon länger im Krankenhaus?

P: Seit einer Woche. Ich hatte eine Operation
(Er deutet auf seinen Bauch. Die Geräusche, welche von dem Flur kommen, stören mich)

S: Moment, ich mache nur die Tür zu.
(Ich drehe mich um)

P: Nein, brauchen Sie nicht. Lassen Sie lieber offen.
(Wahrscheinlich ist auch ihm der Geruch unangenehm. Ich komme zu ihm zurück.)

S: Was ist mit Ihrem Bauch?

P: Ach, wissen Sie, das ist eine lange Geschichte. Letztes Jahr...

S: Entschuldigen Sie bitte, darf ich mich setzen?

P: Ja natürlich, kommen Sie hier. *(Er schiebt seinen Tisch ein bisschen auf die Seite. Ich nehme einen Stuhl und setze mich zu seiner rechten Seite hin.)*
Letztes Jahr wurde ich so oft untersucht....
(Er erzählt mir seine Krankheitsgeschichte bis zur OP. Ich bete für ihn. Ab und zu hat er Tränen in den Augen.

Sein Unterkiefer zittert dabei. Ich fühle seine Traurig-keit, Verzweiflung, Machtlosigkeit und Angst.)

S: Haben Sie Probleme mit Ihrem künstlichen Ausgang?

P: Ja. Wissen Sie, dort passt was nicht. Ich meine von der technischen Seite. Es ist was mit dem Verschluss, aber das habe ich schon gemeldet und die Schwester sagte, sie kümmert sich darum. Überhaupt eine ziemliche Sauerei. Ich muss mich erstmal damit abfinden. *(Kurze Pause)* Ich habe eine Tochter, sie kommt mich jeden Tag besuchen. *(Er erzählt über die Tochter und seine verstorbene Frau)* Dazu kommt noch mein Asthma. Es ist nicht so einfach. *(Er ist nachdenklich. Eine Frau und ein Mann kommen ins Zimmer. Es ist die Familie von Herrn X. Sie fangen an, den alten Mann zu waschen und um uns optisch zu trennen, schieben sie zwischen die Betten eine Trennwand. Es ist mir Recht. Sie machen die Tür zu, führen aber Gespräche untereinander. Ich versuche, mich auf meinen Patienten zu konzentrieren. Es ist ziemlich schwierig. Dazu kommt noch die stickige Luft)*

S: Haben Sie das Asthma schon lange?

P: Ja, seit meiner Kindheit *(Er erzählt mir die Problematik von der Krankheit und deren Verlauf)* Wegen des Asthmas konnte ich auch meinen ersten Job nicht mehr ausführen.

S: Was haben Sie für einen Beruf ausgeübt, wenn Sie schon so lange Asthma haben?

P: Als erstes habe ich......(*Er erzählt mir, was er gelernt hat*)
Später musste ich meinen Beruf aufgeben. Die Zeiten haben sich geändert und wegen meines Asthmas musste ich flexibel sein. Aber das, was ich gelernt habe, ist jetzt mein Hobby.

S: Könnten Sie mir vielleicht mehr von Ihrer Arbeit und Ihrem Hobby erzählen? Ich kenne es nicht, solche Berufe gibt es heutzutage nicht mehr.

P: Schauen Sie mal hier. (*Er nimmt von seinem Tisch eine Lederkosmetiktasche und zeigt sie mir*) Das ist unter anderem meine Arbeit. Alles Handarbeit.

S: Ooh.. Das ist aber saubere Arbeit. (*Die Nähte sind perfekt. Ich bewundere sein Werk*).

P: Wissen Sie und früher... (*Er erzählt mir leidenschaftlich von seiner Arbeit. Er lebt auf.*
Seine Augen glänzen vor Glück. Er spricht jetzt wirklich durch das „Herz". Ich verstärke die Empathie seines Glücks, seiner Freude, welche durch sein Herz fließt. Dabei bin ich im Herzen und freue mich mit ihm. Dieses Licht, die Stärke des Herzens durchdringt sein ganzes SEIN und macht ihn heil.)
Aber wegen meines Asthmas musste ich es aufgeben. Ich war so oft krankgeschrieben. Welcher Arbeitgeber macht das mit?

S: Kennen Sie vielleicht die Geschichte vom Gottesatem ? (*Er schaut mich fragend an*)
Auf hebräisch Atem, der Heilige Geist heißt Ruach.

Gott hat uns mit seinem Atem zum Leben erweckt.
Könnten Sie sich vorstellen, wenn Sie einatmen,
atmen Sie heilendes Licht in Ihre Lungen ein?
Genauso können Sie in Ihren Bauch einatmen und
in jeden Ihrer Körperteile...
(Er hört mir sehr wachsam zu)

P: Ja...
(Ich schaue ihn an. Seine Augen blicken ins Leere.
Der Patient ist nachdenklich. Langsam verändert sich
aber sein Gesichtsausdruck. Ich kann eine
Begeisterung und ein Lächeln bei ihm beobachten.)

S: Auf diese Weise können Sie Ihre eigenen Selbstheilungskräfte wecken und Ihrem Körper helfen.
Versuchen Sie es einfach.

P: Ja genau. Ich habe schon davon gehört.
Das ist so. Ich versuche es.
(Er schaut mir in die Augen und wir beide lächeln.
Gleichzeitig füllen sich seine Augen mit Tränen).
Genau, Selbstheilungskräfte wecken.
(Es kommt eine kleine Pause)
Ich habe noch andere Hobbys *(Er greift nach einem Ka-*
talog, welcher auf seinem Tisch liegt.)
Schauen Sie mal hier. Das sind verschiedene Messer. Bei
dem Hobby kann man viel Geld ausgeben. Ich habe
schon eine ganze Kollektion zu Hause.

S: Aber wirklich! Das sind ja aber Exemplare. Ich wusste
gar nicht, dass es so etwas gibt. *(Ich blättere in dem Ka-*
talog). Wissen Sie, ich habe auch eine ziemlich teure Be-
schäftigung.

P: Ja? Was machen Sie?

S: Ich male Bilder.

P: Na so was?! *(Er sucht was in seiner Tasche)* Ich möchte Ihnen etwas zeigen.
(Er holt etwas klein Verpacktes heraus).
Das möchte ich Ihnen schenken.
(Er entfernt die Verpackung. Es ist ein schickes Miniaturklappmesser).

S: Wirklich? Sie wollen mir das schenken?
(Ich bin tief berührt. Ich lache ihn an)

P: Ja !
(Glücklich streckt er seine Hand mit dem Messer in meine Richtung)

S: Vielen Dank. Das ist sehr nett. Aber wenn wir schon bei Geschenken sind, ich habe auch was für Sie.
(Anschließend nach der Besuchszeit im Krankenhaus sollte ich ein Vorstellungsgespräch haben und ich hatte gerade meine Arbeitsmappe dabei. Ich hole meine Mappe heruus und zeige ihm Fotos von meinen Bildern)
Sie dürfen sich was heraussuchen. Ich schenke es Ihnen.

P: Ach ist das schön *(Er sucht sich zwei Fotos heraus)*

S: Und hier, wenn Sie möchten ein Gedicht für die Übung mit dem Atem.
(Ich gebe ihm mein Gedicht „Ruach")

P: Ja gerne. Dankeschön.

(Er lächelt und versteckt meine Geschenke in seinem Katalog. Die Tür geht auf und eine Krankenschwester kommt herein. Ich bitte Sie, uns noch ein bisschen Zeit zu geben. Sie zeigt Verständnis und geht hinaus.
Nach einer kleinen Pause kommt aber eine andere Krankenschwester. Sie muss dem Patienten unbedingt den Blutdruck messen. Sie sagt: „Ich bin nur ganz kurz hier, sonst kommen wir mit der Arbeit nicht über die Runden."
Ich sage nichts. Und, was mache ICH gerade?!
Wir warten, bis die Krankenschwester fertig ist)

S: Ich wünsche Ihnen eine gute Genesung und alles Liebe.
(Ich halte seine Hand)
Es wird bestimmt alles gut verlaufen.

P: Vielen Dank für alles. *(Er hat Tränen in den Augen. Seine untere Lippe zittert. Ich lächle ihn an, aber auch ich bleibe von den Gefühlen überwältigt. Ich merke, dass auch meine Augen sich mit Tränen füllen.)*
Ja, ich hoffe, dass alles wieder gut wird.

2.6 Frieden

Eine Patientin ca. 74 Jahre alt. Vor fast zwei Wochen hat sie eine Darm-OP hinter sich gebracht. Sie weiß, dass es ein bösartiger Tumor war. Die Blutwerte sind schlecht und kurz vor meinem Besuch hat sie von ihrer Ärztin erfahren, dass der Tumor schon gestreut hat. Sie braucht unbedingt eine Chemotherapie. Ich besuche sie ein drittes Mal.

Da ihre Muttersprache polnisch ist, unterhalten wir uns auf polnisch. Deutsch kann sie auch, aber sie freut sich, ihre vertraute Sprache zu hören.

Es ist ein 3-Bett Zimmer. Zwei Frauen sind im Raum. Die Patientin, welche ich besuchen will, liegt am Fenster. Es ist ein sonniger Tag und das Zimmer ist warm und hell.

Bevor ich hereinkomme, meditiere ich kurz.

S: Guten Morgen.
(Ich begrüße die Patientin mit einem Händedruck. Sie sitzt im Bett und lächelt schwach. Ich merke aber eine Nervosität, Unsicherheit und Verzweiflung.)
Wie geht es Ihnen heute?

P: Na ja.

S: Darf ich mich hinsetzen?

P: Ja natürlich *(Ich nehme mir einen Stuhl und setze mich direkt an ihr Bett, auf ihre rechte Seite)*
Vor kurzem war die Ärztin da und sagte mir, dass der Tumor im meinem Körper gestreut hat. Meine Blutwerte sind so schlecht und ich brauche eine Chemotherapie. Ach wissen Sie, wozu das alles und noch die Chemo.

Wenn ich sterben soll, dann ohne die Nebenwirkungen der Medikamente. Ich bin schon 74, der Körper kann nicht mehr so KÄMPFEN. Ich habe keine Kraft mehr. Das ist nicht mehr so wie früher.
(Ich merke aber, wie sie innerlich KÄMPFT.
Eine Unruhe zeichnet ihren ganzen Körper.
Ich höre Geräusche, es „knurrt" in ihrem Bauch.
Sie schaut mich verzweifelt an. Ihre Augen suchen Rat.
Sie ist ängstlich und verkrampft, wie ein kleines Tier.)
Ich bete schon so viel...

S: Wie beten Sie?

P: Na ja das Übliche, z.B. Vater Unser.

S: Können Sie die Geschichte von Gottes Atem?
(Sie verneint, schüttet den Kopf. Ich erzähle ihr von Ruach.)
Auch Sie können in einem Gebet das heilende Licht Gottes einatmen.

P: Ja, ich weiß, manchmal passieren auch Wunder.
(Obwohl sie das sagt, fühle ich, wie ihr schwer fällt an Wunder und Heilung des eigenen Körpers zu glauben. Besonders, als sie gerade erfahren hat,
dass die heimtückische Krankheit ihren Körper „auslöscht".)
Aber wie soll ich es machen? Wie geht es?
(Sie schaut mich neugierig an.)

S: Wenn Sie möchten, können wir beide versuchen so zu atmen. Ich zeige es Ihnen. Es ist ganz einfach.

P: Ja, wir können es probieren. *(Ohne Worte strecke ich meine rechte Hand in ihre Richtung. Sie legt ihre rechte Hand auf meine.)*

S: Bitte, schließen Sie die Augen, so können Sie sich besser auf Ihre Atmung konzentrieren.
(Sie schließt ihre Augen und ich meine.
Ich konzentriere mich auf mein „Herz", stelle alle Außengeräusche so gut, wie mir es nur möglich ist, ab und bitte Gott um Hilfe und Führung.)
Sie atmen tief ein und aus.
(Ich schalte automatisch auf Deutsch um.
Irgendwie fließt eine Meditation bei mir in dieser Sprache besser)
Mit jedem Atemzug sind Sie mehr entspannt.
Sie atmen Gottes Licht ein.
Sie bitten unseren Schöpfer um Hilfe.
Sie füllen mit dem Licht der Liebe ihren Kopf aus, es wandert weiter in Ihren Hals.
Sie atmen die ganze Zeit ruhig und entspannt.
Das Licht füllt jetzt Ihren Oberkörper,
Sie atmen auch in
Ihre Arme und Hände ein. Es fließt weiter in Ihren Bauch. Sie spüren es, wie eine angenehme Wärme, Licht   der Liebe breitet sich in Ihrem Bauch aus.
Sie atmen weiter und bitten Gott um Hilfe.
Sie füllen Ihr Becken mit der Liebe.
Sie atmen in Ihre Beine ein.
Jetzt visualisieren Sie eine Ihrer Körperzellen. Sie lebt, pulsiert. Sie atmen das heilende Licht in diese Zelle ein. Es ist die Liebe, es ist Gottes Atem, ein Hauch, welcher ihre Zelle noch lebendiger macht.
Sie sehen, wie diese Zelle strahlt, sie ist vollkommen.

Nun geht es weiter. Es strahlt, wie in einer
Kettenreaktion, eine Zelle nach der anderen.
Sie beobachten, wie Ihr ganzer Körper strahlt.
(Ich mache eine kleine Pause)
Sie atmen weiter ein und aus. Langsam sind Sie hier
in der Gegenwart und machen die Augen auf.
(Fast gleichzeitig öffnen wir die Augen.
Ich schaue Sie an. Sie sieht entspannter aus und
ich höre kein Knurren in ihrem Bauch.
Es hat sich beruhigt.)

P: So ein FRIEDEN! Es war so schön.
(Wir sprechen jetzt wieder polnisch. Ihre Augen
strahlen irgendwie und tatsächlich durchdringt ein
Frieden ihren ganzen Körper).
Wissen Sie was, Sie müssten mich so 4-mal
am Tag besuchen.
(Wir schauen uns in die Augen und lächeln.
Die Tür geht auf und zwei Krankenschwestern
kommen mit einem Wagen herein.
Ich bitte sie, ob sie vielleicht
später kommen könnten.
„Es ist sehr wichtig" - sage ich.
Die schauen mich ein bisschen verwirrt an.
Ich merke noch nichts. Plötzlich sagt die eine:
„Zwar habe ich nichts verstanden, aber wir gehen
schon raus". In dem Moment macht es bei mir „klick"
und ich merke, dass ich polnisch mit denen rede. Ich
muss über mich selbst und die Situation lachen. Die Pa-
tientin lacht mit und bestätigt mir, dass ich polnisch ge-
sprochen habe. „O Sorry!", sage ich in Richtung der
Krankenschwestern.
„Ich war so vertieft, dass ich ja gar nicht merkte,

dass ich polnisch rede" - „Ist schon gut" - meint eine der Krankenschwestern und sie schieben ihren Wagen wieder aus dem Zimmer raus.
Ist das nicht ein **„WUNDER"**?! Wenn ich auf deutsch um Verständnis bitte, kommen sie herein. Sage ich es auf polnisch, verstehen sie mich nicht, verlassen aber trotzdem das Zimmer.
Ich wende mich wieder zu meiner Patientin.)
Wie soll ich jetzt selbst so beten?
(Sie schaut mich fragend an)

S: Ach, beten Sie so, wie Sie gewohnt sind. Vater Unser oder zur Mutter Gottes, einfach das, was Sie kennen. Anschließend können Sie atmen, so wie wir beide es getan haben.

P: Ich danke Ihnen. *(Ein kleiner Funke der Hoffnung blitzt durch Ihr Gesicht. Es freut mich. Vielen Dank lieber Gott. Ich merke aber, sie möchte jetzt alleine sein und in ihrem „Frieden" verweilen.)*

S: Gute Genesung wünsche ich Ihnen.
(Ich gebe ihr die Hand)
Auf Wiedersehen.

P: Auf Wiedersehen und noch einmal vielen Dank.
(Wir lächeln uns an. Irgendwie hat mich Ihr Schicksal sehr bewegt. Ich weiß es nicht, aber ich muss irgendwie immer an meine Mutter denken. Die Frau war heute mein zweiter Besuch, aber ich bin „fertig". Wie eine Heulsuse will ich zu keinem mehr gehen. Ich brauche Abstand! Ich besuche dann meinen Mentor)

Warum habe ich diesen Bericht ausgewählt?

Ich habe gelernt, dass der Frieden in dem Fall eine sehr große Rolle spielte und die Patientin es gebraucht hat. Frieden ist Harmonie, Harmonie auf der Zellebene, eine Ordnung des Lebens, die die Information der Vollkommenheit übermittelt und Selbstheilungskräfte des Körpers weckt.

Ich freue mich jedes Mal, wenn Gott den anderen hilft. In diesem Fall hat die Patientin den inneren Frieden gefunden. Ich bin mir sicher, dass um Selbstheilungskräfte bei den Patienten zu wecken, Positivität, Zufriedenheit im Leben und innerer Frieden auch sehr große Rollen spielen. Natürlich bringt das Nachfragen der Details aus dem Leben des Patienten ebenfalls Vorteile und Heilung für den Betroffenen.

Es ist dennoch sehr individuell und jeden Fall sollte man separat betrachten.

2.7   Wahre Liebe

In dem Zimmer stehen zwei Betten, darin liegen Frauen. Ich besuche eine Frau, 95 Jahre alt, nach einer Darm-OP.

Kurz davor meditiere ich und bitte Gott um Hilfe.

Ich klopfe und nach kurzem „ja bitte", komme ich ins Zimmer.

Es riecht unangenehm. Das kleine Oberlicht ist gekippt. Die Baustelle höre ich deutlich. Ganz schwache Sonnenstrahlen fallen durch das Fenster ins Zimmer.

Ich begrüße eine junge Patientin, welche nur russisch sprechen kann und gehe in Richtung der alten Dame.

S: Guten Morgen ich heiße Justine Felix. Ich bin Krankenhausseelsorgerin.
(Ich strecke meine Hand der alten Frau entgegen und lächle sie an. Ich habe ein Gefühl, dass sie meine Funktion nicht einordnen kann.)

P: Ach ja und was machen Sie hier? *(In ihrer linken Hand ist eine Injektionsnadel befestigt, aber sie hängt nicht am Tropf. Sie hält mit dieser Hand ein Tempotaschentuch. Die Hände sind abgemagert, als ob sie nur noch Haut und Knochen wären. Ihre Haut ist sehr faltig. Eine große Brille sitzt auf ihrer Nase. Am Kinn bemerke ich einen stoppeligen grauen Damenbart.)*

S: Ich besuche die Menschen im Krankenhaus.

P: Ja, da kommen Sie mich besuchen?

S: Ja. Darf ich mich setzen?

P: Ja bitte. *(Ich nehme mir einen Stuhl und setze mich auf die rechte Seite des Bettes)*
Ach wissen Sie, gestern war es grausam, solche Schmerzen. Die haben mir ein Klistier gemacht. Da konnte ich es nicht halten. Es war so kalt.
(Sie ist sehr traurig)

S: Wurden Sie untersucht?

P: Ja, ja... die müssen noch prüfen, ob der Darm funktioniert.
*(Manchmal habe ich Schwierigkeiten sie zu verstehen. Sie hat Probleme ihren Zahnersatz im Mund zu behalten. Dadurch rutscht ihr Gebiss von oben und unten, immer in die entgegengesetzte Richtung. Die Lippen sind trocken und kleine Fetzen Haut stehen ab. Die Frau strahlt aber **ETWAS ganz FEINES** aus. Ich kann es jedoch in dem Moment noch nicht zuordnen.)*
Ich habe vieles in meinem Leben erlebt, aber so etwas noch nicht. Es war schrecklich!
Dass ich in meinem Alter noch so etwas erleben muss.
(Ich sehe sie leidet noch heute nach der Untersuchung. Es musste sehr schmerzhaft und unangenehm für sie sein.
Es macht mich sehr traurig, dass dem alten Körper noch so viel Schmerz zugefügt wurde. „ Lieber Gott schenk der Frau deine Liebe, hilf ihr bitte in den Stunden".)

S: Wie alt sind Sie?

P: 95 und dieses Jahr werde ich 96 Jahre alt. Mein Mann ist vor 5 Jahren gestorben. Ich habe ihn bis zum Tode gepflegt. Er hatte etwas mit den Bronchien. In seinem

Alter war nichts mehr zu machen. Die Ärzte konnten ihm nicht mehr helfen. Bevor er dann zu Hause die Augen schloss, habe ich ihm seine Hände gefaltet, sie gehalten und gebetet. Keine Krankenschwester konnte es für ihn machen.

Ja, wir waren sehr glücklich. Wir haben viel gelacht. Wir sind durch dick und dünn gegangen. 59 Jahre waren wir verheiratet. Ich hatte ein schönes Leben.

(Sie ist gar nicht traurig. Sie spricht über ihren Mann mit so viel Liebe, mit so viel Wärme und Zuneigung, als ob er noch am Leben wäre. Sie spricht von ihrem Leben, als ob es ein kostbarer Schatz wäre.

Langsam begreife ich, was die feine Ausstrahlung der alten Frau ist. Es macht mich langsam sehr „weichherzig".)

S: Haben Sie Kinder?

P: Ja, einen Sohn. Ich habe ihn sehr spät bekommen, mit 45. Mein Mann war an der Front. Als er zurückkam, sagte ich: „Jetzt möchte ich dir ein Kind schenken". Und unser Sohn war richtig gewollt, ein Kind unserer großen Liebe. *(Sie spricht so liebevoll und zärtlich, sodass ich merke, wie schwer es mir fällt, meine Tränen zurückzuhalten. Sie erzählt es auch mit großer Dankbarkeit, Anerkennung und Vertrauen in das Leben. Beim Erzählen schaut sie mich durch ihre große Brille ab und zu an.)* Ja, wir haben viel gemeinsam erlebt. Es waren nicht immer leichte Zeiten.

(Sie ist nachdenklich und kurz danach erzählt sie von ihrem Leben und der Kriegszeit.)

S: Ich bin sehr berührt von Ihrer Geschichte. *(Ich streichele ihre Hand. Sie lächelt herzlich.)*
Was hat Sie so stark gemacht?

P: Es war vor allem mein Glauben *(Sie zeigt auf ihr Herz. Sie spricht langsam und herzlich).* Ja, ja.... Bald bin ich auch da. Schon nicht mehr lange.
(Sie schaut mit einem strahlenden Gesicht in die „Leere", als ob sie dort ETWAS Wunderschönes sehen würde. In ihrer Stimme ist eine Sehnsucht nach etwas Vertrautem, als ob sie eine Reise nach „Hause" machen würde. Heimlich wische ich mir meine Tränen ab. „Lieber Gott gib mir mehr Kraft")
Ich habe auch immer gut und gern gegessen.
(Sie lächelt und schaut mich jetzt an.)
Ich habe selbst gekocht und viel Obst gegessen. Ich lache auch viel. Humor ist sehr wichtig. Die Frauen von dort, wo ich jetzt wohne, in dem Heim, haben schon gefragt, wann ich wieder komme. Die vermissen mein Lachen. *(Wir lachen beide.).*
Ja, ja... das hat mich stark und gesund gemacht. Immer, als ich krank war oder Probleme hatte, habe ich unseren lieben Gott um Hilfe gebeten. Er hat mir immer geholfen. In jeder Stunde. Ich habe auch einen so tollen Sohn.

S: Haben Sie auch Enkelkinder ?

P: Nein. Es hätte mich aber auch gefreut, mit einem so Kleinen zu spielen. *(Sie erfreut sich an dem Gedanken und lacht.)* Aber mein Sohn besucht mich jeden Tag. Er ist so ein guter Mensch. Wir verstehen uns so gut.

Ja, ja... dass ich jetzt zum Schluss noch so was erleben muss. Es war so kalt...

Ja, aber es wird auch vergehen und alles wird in Ordnung sein.

(Ich fühle aber, wie sie verzweifelt ist, als ob etwas mit ihrem Körper gegen ihren Willen gemacht wurde.)

S: Möchten Sie vielleicht beten?

P: Ja, gerne. *(Sie faltet ihre Hände und ich meine. Ich schließe meine Augen, sie auch. Augenblicklich fängt sie laut ein Gebet an. Ich öffne meine Augen und schaue ihr zu. Ihr Gesichtsausdruck ist ganz anders, wie vorher, als ob sie woanders wäre.)*

„Lieber Gott, ich danke Dir für mein Leben, ich bin so dankbar, dass Du mir so viel geschenkt hast. So einen tollen Mann und einen guten Sohn. Ich danke Dir, dass Du mir die Frau geschickt hast, welche mich gerade besucht. Es ist wirklich sehr nett von dir. Ich liebe Dich von ganzem Herzen. Ich bitte Dich, mir in diesen schweren Stunden zu helfen.

Amen"

(Ich kann meine Tränen nicht mehr zurückhalten. Ich umarme herzlichst diese alte Frau und die Tränen fließen nun ungebremst bei mir. Die Frau schaut mich an und lächelt. Ich hole aus meiner Tasche ein Tempotaschentuch und putze mir die Nase.)

S: Das haben Sie so schön gesagt. Besser als ein Pfarrer in der Kirche.

(Wir lachen beide.)

Sie haben so einen tiefen Glauben. Ich bewundere es. Sie sind wirklich eine sehr starke Frau.

(Wir schauen uns in die Augen.)

P: Ja, wissen Sie das ist keine gewöhnliche Liebe.
Im Fernsehen ist es nur Show. Das hier
(Sie zeigt auf die Mitte ihre Brust.)
ist eine „WAHRE LIEBE".
(Es kommen Krankenschwestern ins Zimmer. Ich überlege, ob ich sie bitten soll, noch kurz zu warten. Nein, es ist OK, dass sie da sind. Ich kann mein Gespräch schon beenden.)

S: Ich werde mich jetzt verabschieden *(Ich zeige mit dem Kopf in Richtung der Krankenschwestern.)* Ich wünsche Ihnen eine gute Genesung. Ich werde für Sie auch beten.
(Wir umarmen uns, wie gute Freundinnen. Ich drücke ihr ein Bussi auf die Wange. Sie freut sich und lächelt. Die Patientin erinnert mich an meine alte Bekannte (85 Jahre). Sie ist ein fröhliches Energiebündel. Auch sie kann so rührend und mit großer Sehnsucht von Gott erzählen.

„Danke lieber Gott für dieses Erlebnis. Danke, dass Du mich wieder erinnert hast, wie wunderschön Dein Herz ist. Ja gerade heute habe ich es gebraucht. In dieser Zeit, wo so viele „grauen Wolken" um mich herumschweben. DANKE!".)

P: Ja beten Sie, das habe ich immer gern. Ich wünsche Ihnen ein schönes, glückliches Leben und vielen Dank für Ihren Besuch. *(Wir halten noch kurz unsere Hände, schauen uns in die Augen und lächeln.)*

Warum habe ich diesen Bericht ausgewählt?

Die Begegnung hat mir gezeigt, dass auch ich von einer Patientin, von dort, wo ich gerade bin, „abgeholt" werden kann. Vertrauen an das Leben, verbunden mit so großer Kraft des Herzens, hat mich wieder in meiner eigenen Überzeugung gestärkt.

2.8   Ich will nach Hause!

Es ist ein 3-Bett Zimmer, aber nur zwei Betten mit zwei Patientinnen. Ich besuche ein zweites Mal eine Patientin, welche
bei meinem letzten Besuch sehr depressiv war und die ganze
Zeit beim Erzählen nur geweint hatte.
Sie wohnt alleine, ist ca. 60 Jahre alt und ihr Mann ist schon
längst verstorben. Sie hat eine Tochter, mit welcher sie sehr
guten Kontakt pflegt. Laut Patientin war sie noch nicht ernst-
haft krank und jetzt ist sie seit sieben Wochen im Krankenhaus. In dieser Zeit wurde sie dreimal operiert. Ihr wurde der
ganze Magen entfernt, aber es ist kein Krebs.
Bevor ich sie besuche, bete ich, meditiere, bitte um Hilfe und
Führung.
Nach dem Anklopfen gehe ich ins Zimmer. Entgegen „kommt"
mir ein Gefühl einer „herrschenden Unruhe". Das kleine
Kippfenster ist offen, ich höre Geräusche von der Baustelle.
Im Zimmer ist auch eine Diakonisse (SW).
Die Frauen unterhalten sich.

S: Ach, hallo Schwester Trude. Sie machen heute auch
        Besuche?
        *(Ich gebe ihr die Hand, lache sie an und merke, dass
        sie Schwierigkeiten hat, mich einzuordnen. Ich zeige
        auf mein Schild.)*
        Ich heiße Justine Felix, wir kennen uns schon von dem
        Frühstücksraum. Vielleicht sollen wir uns gleich aus-
        tauschen? Ich kann Ihnen sagen, wen ich heute schon
        besucht habe.

SW: Ah ja, jetzt habe ich es! *(Sie erkennt mich wieder).* Ge-
        hen Sie nicht in jedes Zimmer? *(Sie schaut mich ver-
        wundert an.)*

S: Nein.

SW: Jaa... Wenn ICH Besuche mache, gehe ich in jedes
       Zimmer!

S: Ach, ja ?

SW: Ja, ja, vorher war ich bei den Babys,
       jetzt besuche ich die Station.
       (Wir lachen. Die Patientinnen machen noch eine Be-
       merkung, dass das eine schöne Reihenfolge ist.
       Schwester Trude fängt mit einer Patientin zu spre-
       chen an. Ich gehe zu der Frau, die ich besuchen wollte.
       Sie liegt am Fenster.)

S: Hallo ! Wie geht's Ihnen heute?
       (Ich gebe ihr die Hand und beobachte aufmerksam ihr
       Gesicht.)

P: Danke, heute besser.

S: Das freut mich. Sie sehen heute entsprechend Ihrer
       Aussage anders aus.
       (Wir schauen uns in die Augen. Im Vergleich zu mei-
       nem ersten Besuch kann sie mir heute in die Augen
       schauen. Ich halte noch im Stehen ihre Hand. Sie
       strahlt heute viel mehr Lebensfreude aus als bei meinem
       letzten Besuch aus. Sie hat sich positiv verändert. Ihre
       Augen füllen sich mit Tränen. Ihr Unterkiefer zittert.)

P: Ja, wirklich? Kann man das so sehen?
       (Sie lächelt dabei schwach. Ich fühle und merke, dass
       sie so eine Art von Bestätigung ihres seelischen

Allgemeinbefindens gebraucht hat. Meine Aussage hat ihr irgendwie einen „Kraftimpuls", noch schneller zu genesen, gegeben.)

S: Ja. Sie strahlen heute Freude aus. Darf ich mich setzen?

P: Ja, natürlich.
(Ich nehme einen Stuhl und setze mich an die linke Seite des Bettes. Ich fühle, wie ihr nach 3 Operationen der Glaube an die eigene Genesung fehlt.
Sogar jetzt, wo ihr es besser geht, kann sie nach so langem, unerwartetem Krankenhausaufenthalt, kaum an Entlassung glauben.
Ich nehme ihre rechte Hand in meine Hände. Ich bete für sie. Ich merke es tut ihr gut. Durch eine so einfache Geste fühlen sich die Menschen dann angenommen.
Die Patientin nimmt mit ihrer linken Hand ein Taschentuch und putzt sich die Nase.
Durch ein gekipptes Fenster läuft mir ein kalter Lufthauch den Rücken herunter. Die Frau beschwert sich jedoch nicht. Sie mag die frische Luft.)

S: Als ich Sie das letzte Mal besucht habe, erzählten Sie mir, dass Sie Probleme mit dem Laufen haben. Sie hatten das Gefühl mit Ihren Füßen nicht auf dem Boden zu stehen.

P: Ja. Gott sei Dank habe ich damit keine Probleme mehr.
(Ich freue mich für sie und bedanke mich bei Gott. Die Frau ist wieder ganz da.)

SW: Ach, Sie sind bei der Patientin. *(Schwester Wilma schaut in unsere Richtung)*
Ich gehe dann weiter. Ich wünsche gute Besserung. *(Ich schaue sie an, nicke mit dem Kopf und sage „tschüs". Die Patientinnen verabschieden sich auch. Ich spüre den wachsamen Blick von Schwester Wilma, sie beobachtet mich. Sie wirft einen erstaunten Blick auf mich und die Patientin. Ihre Augen wandern ganz kurz auf unsere Hände. Ich merke bei Schwester Wilma ein Schmunzeln auf ihrem Gesicht. Sie verlässt das Zimmer.)*

S: Wissen Sie schon, wann Sie nach Hause gehen dürfen? *(Ich weiß noch vom letzten Besuch, dass sie sich das von ganzem Herzen gewünscht hatte.)*

P: Ich hoffe diese Woche. Ich kann nicht mehr hier sein. Ich möchte nach Hause.
(Ihre Augen füllen sich mit Tränen. Ich fühle ihre große Sehnsucht nach dem vertrauten Heim.)
Ich mache mir nur Gedanken, ob ich alle meine Sportaktivitäten aufnehmen kann. Ob ich das noch kann. Wissen Sie, ich war noch so aktiv.
(Die Bettnachbarin meldet sich: „Ja, natürlich können Sie das". Die beiden Frauen fangen an, Späße zu machen. Die Atmosphäre im Zimmer ist lustig. Das Telefon meiner Patientin klingelt. Sie nimmt ab. Ich halte nicht mehr ihre Hand. Ich warte, bis sie mit dem Gespräch fertig ist.)

S: Es ist Klasse, dass Sie heute schon lachen können. Das ist ein sehr gutes Zeichen.

P: Ich bin eigentlich ein sehr aufgeschlossener Mensch und lache gerne *(Sie macht einen witzigen, schelmischen Gesichtsausdruck).* Die Krankheit hat mich nur irgendwie so zurückgeworfen.
(Wir hören, wie die Bettnachbarin angefangen hat zu schnarchen. Wir müssen grinsen.)
Ja, sie hat in der Nacht schlecht geschlafen. Sie ist heute von der Wachstation gebracht worden. Wissen Sie, die Frau X *(Sie zeigt mit ihrem Kopf auf die Frau)* hat 7 Schwestern und alle haben sie schon besucht oder angerufen.

S: Das ist aber nett. Haben Sie auch Geschwister?

P: Ja, einen Bruder. Er ist älter als ich. Er ruft mich aber nicht an.
(Ich sehe bei ihr die Enttäuschung, welche ihr sehr weh tut.)
Unsere Eltern sind gestorben, als wir noch Kinder waren. Er hat die Rolle der Eltern übernommen. Er hat sich immer um mich gekümmert. Er war immer für mich da. Wir hatten nie Streit gehabt. Er ist aber seit 17 Jahren sehr krank, MS, eine Nervenkrankheit und sitzt im Rollstuhl. Meine Tochter hat ihm schon die Telefonnummer des Krankenhauses gegeben. Aber was macht er? Er ruft bei mir zu Hause an und sagt meiner Tochter, dass er dachte, ich wäre vielleicht schon zu Hause. Das verstehe ich nicht! Ist er noch normal?! *(Sie schaut mich fragend an.)*

S: Vielleicht hat Ihr Bruder Sie so lieb, dass er aus Angst, um nicht erfahren zu müssen, wie Sie leiden, Schmerzen haben und so viele chirurgische Angriffe hinter sich haben, sich nicht traut, Sie anzurufen. *(Sie macht einen nachdenklichen Eindruck und schaut mir dann in die Augen.)*

P: Ja, das mag sein. Immer, wenn er schlechte Nachrichten bekommen hat, hat sich sein gesundheitlicher Zustand verschlechtert.

Bei uns im Dorf hatte er einmal in einer Theatervorführung teilgenommen. Seine Beine im Rollstuhl waren so abgedeckt, dass niemand seine Behinderung wahrgenommen hat. Alle haben applaudiert. Es sollte später noch ein Stück einstudiert werden. Stellen Sie sich vor, der leitende Herr X hat meinem Bruder gesagt, dass sie keinen Krüppel brauchen. *(Die Aussage mit dem Krüppel trifft mich ganz tief, wie ein Dolch. Ich verstehe nicht, wie können manche erwachsene Menschen so grausam mit anderen umgehen.)*

Meinen Bruder hat es so getroffen, dass seine linke Hand sofort gelähmt war.

Und so wie Sie sagten: Wir beide sind so miteinander gefühlsmäßig verbunden, dass er einfach nur Angst hat zu fragen, wie es mir geht.

(Ein Klopfen an der Tür. Zwei Krankenschwestern treten ein. Ich denke, dass mein Besuch beendet ist. Die schnarchende Frau X erwacht aus ihrem Nickerchen.)

S: Tja, ich werde mich jetzt verabschieden. Ich wünsche Ihnen eine gute Genesung und ein schnelles nach Hause Kommen. *(Ich reiche ihr meine Hand. Danach stelle ich meinen Stuhl zurück.)*

P: Ich danke Ihnen. Schön, dass Sie da waren. Auf Wiedersehen.

(Ich verabschiede mich auch von Frau X).

2.9   Hologramm

Im Zimmer liegen 3 Frauen. Ich besuche eine Patientin, die eine Blinddarm - OP hinter sich hat und laut Krankenschwester ein depressives Verhalten aufweist.
Sie ist ca. 54 Jahre alt, verheiratet und hat einen erwachsenen Sohn.
Ich nehme auf einem Stuhl an ihrer rechten Bettseite Platz.
Sie klagt über Schmerzen nach der OP und langsam erzählt sie mir von ihrem Leben.
In Gedanken, auf meine Art und Weise, bete ich für sie und sie fängt an zu weinen. Ich nehme ihre Hand und fühle, wie „ES" fließt. Ich fühle auch ihren Schmerz und ihre Traurigkeit.

P: Wissen Sie, früher habe ich mich immer gepflegt.
(Sie zeigt auf ihre Haare. Die sind schulterlang und teilweise grau.)
Ich hatte immer meine Haare gefärbt und trug schicke Kleider. Ich war auch sehr schlank. *(Sie ist nachdenklich.)* Mein Mann behandelt mich so schlecht.
Er hat eine andere Frau, ich interessiere ihn nicht mehr. Er gibt mir kaum Geld, nur ganz wenig. Arbeiten kann ich nicht mehr, ich bin zu krank. Ich musste in meinem Leben so viel körperlich arbeiten. Jetzt tut mir alles weh. Ich fühle mich so alleine.
(Sie macht eine kleine Pause. Ich ahne, dass da noch etwas ist, was von ihrer Seite noch nicht ausgesprochen wurde. Ich konzentriere mich auf ein Gebet und schicke ihr von Herzen Liebe.)

S: Haben Sie Verwandte oder Nachbarn mit denen Sie
      befreundet sind?
      Haben Sie jemanden, der Ihnen helfen könnte?

P: Nein, ich habe keinen *(Sie fängt wieder an zu weinen.*
      Sie ist frustriert, sie sieht keinen Ausweg aus ihrer Si-
      tuation.)
      Vor zwei Jahren hatte ich einen Freund, ich wollte
      mich schon damals von meinem Mann trennen. *(Ja, es*
      ist das Unausgesprochene, was sie quält). Der Freund
      hat aber meinen kleinen Hund getreten und ich hatte
      Angst, dass er so was auch mit mir später macht. Er
      war so aggressiv, besonders, wenn er getrunken hatte.
      Ich bin von ihm weggegangen.
      (Ich versuche mich auf sie und das Gespräch zu kon-
      zentrieren. Ich frage Gott, wie und ob ich der Frau
      helfen kann. Es passiert etwas mit mir. Die Worte von
      der Patientin kann ich immer weniger verstehen. Ich
      schaue mir ihr Gesicht an. Unerwartet verändert sich
      etwas in meiner Wahrnehmung. Ein anderer Kopf,
      wie ein Hologramm wurde an die Stelle ihres Gesich-
      tes projiziert. Es ist ein trauriges Gesicht einer alten
      Frau um die 75 Jahre, mit kurzen, ganz grauen Haa-
      ren. Ich bin ein bisschen verwirrt. Ich weiß nicht, was
      es bedeutet. Ich staune selbst, dass ich mit offenen Au-
      gen so was sehen kann. Die Konzentration lässt nach,
      es ist im Zimmer lauter geworden und eine Kranken-
      schwester kommt herein.
      Unter solchen Umständen zu arbeiten, ist für mich
      eine reine Herausforderung.)

S: Wohnen Sie jetzt wieder mit Ihrem Mann ?

P: Ja, aber er ist immer mit der anderen Frau weg. Ich habe keine Kraft mehr, ich fühle mich so alt und nicht mehr attraktiv. *(Hat es vielleicht etwas mit meiner vorherigen Beobachtung zu tun? Um es zu erfahren, bin ich zu unruhig. Das andere Gesicht kommt ganz schwach wieder. Außerdem ist es zu laut im Zimmer, es stört mich. Die Frau ist kurz nachdenklich geworden. Die Krankenschwester kommt in unsere Richtung.)*
Ich danke Ihnen für Ihren Besuch. Das Gespräch hat mir gut getan.
(Ihr Gesicht sieht jetzt ein bisschen entspannter aus. Ich strecke ihr die Hand entgegen.)

S: Gute Besserung und alles Liebe.

Ich gehe in den Flur und versuche mich zu sammeln. Ich erfahre den Grund, warum ich das Hologramm gesehen habe. Ich mache meine Arbeit (Clearing) weiter, obwohl auch hier nicht der ideale Platz ist, um sich zu konzentrieren, zu laut und zu großer Verkehr. Ich beende aber mein Gebet und bedanke mich für die göttliche Führung und Hilfe.

FÜRBITTE

Lieber Gott, lass der Frau Dein Herz erfahren,
lass ihre Sorgen mit Deinem Licht durchstrahlen.
Wandle bitte in die Liebe, die Last ihres Lebens,
dann ist auch ihre Suche nach Dir nicht vergebens.
Das Leid legt sie zu Deinen Füssen,
bitte lass Deine Liebe in Strömen auf sie gießen.
Halte ihre Hand,
führe sie durch das Leben in Dein Erkenntnisland.
Komm bitte jetzt,
voll Vertrauen und Dankbarkeit wartet sie auf Dein Herz.

Amen

2.10 Ein tiefes Leiden und ein weißes Licht

2er Zimmer.

Eine Frau ca. 80 Jahre alt, liegt ganz unruhig im Bett. Das Personal hatte ihr links und rechts vom Bett die Gitter hochgestellt. Sie versucht immer wieder aufzustehen. Dabei fällt sie hin und ihr abgemagerter, alter Körper, bedeckt von großen Blutergüssen, weist deutlich auch den inneren Kampf nach, den sie führt. Ich unterhalte mich mit der anderen Patientin, welche ansprechbar ist. Sie erzählt mir, dass sich ihre Bettnachbarin schon die ganze Nacht so verhält.

Das qualvolle Stöhnen und unruhige Verhalten der alten Dame unterbricht immer wieder unser Gespräch. Plötzlich ist sie lauter geworden.

S: Entschuldigen Sie mich bitte.

(Sage ich zu der Patientin, mit der ich mich unterhalte und drehe mich zu der alten Frau um. Die Frau hängt mit ihrem linken Arm und ihrem Kopf über dem Gitter. Von ihr ist nur ein unverständliches Gestammel zu hören.

Ich bete für sie und bitte Jesus um Hilfe.

Ich streiche ihre grauen länglichen Haare, nehme ihre Hand und blicke ihr in ihre Augen.

Es ergreift mich so viel Leid, dass meine Augen sich mit Tränen füllen.

Ihr Gesicht drückt einen Hilfeschrei aus, auch ist es ein tiefes Verlangen nach Liebe.

Sie schaut mich an und fängt an, durch meine Haare zu streichen.)

S: Kommen Sie, sonst verletzen Sie sich noch.

(Ich hebe sie, nehme sie von dem Gitter und lege ihren Kopf auf ihr Kissen. Ich zeichne ein Kreuz auf ihre

Stirn. „Christus fülle sie bitte mit deinem Licht aus und schenke ihr Frieden."

Ich beuge mich kurz über sie, bete und „sehe", wie durch ihren Kopf ein weißes Licht in ihren Körper eindringt.

Ihre Augen schauen friedlich ins Leere und sie bleibt ruhig liegen.

„Danke lieber Gott."

Ich drehe mich um und unterhalte mich weiter mit der jüngeren Patientin.

Bis zum Abschluss unseres Gespräches sind wir nicht mehr unterbrochen worden.)

Gefangen im Körper

Die sichtbare Welt eine perfekte Illusion,
es ist unsere Gedankeninvasion.
Ein Blitz vor den Augen
und Du tust um Dein leben bangen.
Warum so eine Qual ?
Wir gehen ins Licht aus dem Tal.
Dein Körper als Manifestation der Vergangenheit.
Umschlungen durch die Seele wie ein Kleid.
Der Körper durch das **wahre Ich** durchdrungen.
Das Herz durch Gedanken zersprungen.
Wo bin ich?
Ich suche mein wahres ICH!
Wozu der Körper ? Perfekte Verwirrung.
Für die Seele wie eine Tätowierung.
Dein Körper als Werkzeug des Lichts.
Öffne die Arme, man spürt eben nichts.
ES ist aber da,
die allumfassende Liebe ist immer ganz nah.

2.11   Aufhellen der Seele

3 Patientinnen im Zimmer. Mittig liegt eine alte Frau, welche nicht ansprechbar ist, am Fenster sitzt auf einem Stuhl ebenfalls eine ältere Frau, welche laut einer Krankenschwester verwirrt ist. Ich besuche die dritte Frau, 95 Jahre alt nach einer Bypass-OP.
Bevor ich ins Zimmer gehe, bitte ich Gott um Hilfe und Führung.
Im Zimmer ist die Luft stickig, das Fenster ist zu.
Mein Gespräch mit der Patientin dauert ca. 1 Stunde.

S: Guten Tag, ich heiße Justine Felix. Ich bin Krankenhausseelsorgerin.
(Ich strecke meine Hand aus und die Frau begrüßt mich mit einem sanften Lächeln und einem leichten Händedruck. Sie ist eine sehr zarte Person, mit einem kleinen Kopf und lachenden Augen hinter einer Brille. Ein dünner, durchsichtiger Kunststoff-Schlauch mit Sauerstoff-Zufuhr läuft unter ihre Nase. Sie atmet ein bisschen lauter. Ihre faltigen, äußeren Handflächen sind von Injektionsnadeln mit blauen Blutergüssen gezeichnet.)

P: Guten Morgen.
(Sie schaut auf meinen Schild, als ob sie sich vergewissern wollte, ob sie richtig verstanden hat, wer ich bin.)
Ja, und – und was möchten Sie von mir hören?
(Tja, was soll ich ihr nur sagen?)

S: Ich weiß nicht, vielleicht wollen wir nur gemeinsam beten? *(Sie lächelt.)*

P: Ich bete jeden Abend. *(Ich habe das Gefühl, dass sie jetzt nicht beten will.)*

S: Sind Sie schon lange im Krankenhaus?

P: Es ist jetzt die dritte Woche.

S: Wurden Sie operiert?

P: Ja, Bypass-OP. Vor 5 Jahren wurde meine Hand operiert.
(Sie zeigt auf ihre von Narben gezeichnete linke Hand.)
Aber es ist schon gut, ganz verheilt.

S: Darf ich mich hinsetzen?

P: Ja, natürlich.
(Ich nehme mir einen Stuhl, schiebe eine Sauerstoffflasche auf Rollen ein bisschen auf die Seite und setze mich ganz nah an ihre rechte Bettkante.)
Ich bin aber noch sehr schwach. Der Körper will nicht mehr. Er ist nicht so schnell fit, wie früher. Aber im Kopf bin ich noch ganz klar, da funktioniert noch alles.
(Sie klopft leicht mit ihrer rechten Hand an ihren Kopf und macht eine stolze Miene. Ich lächle sie an.)
Ja, es ist sehr wichtig, wenn man noch weiß, was man tut. Wissen Sie, wie alt ich bin?

S: Nein. Sagen Sie es mir. *(Eigentlich weiß ich es, ich habe die Patienten-Liste, wo die Geburtsdaten* draufstehen, aber ich will ihr nicht den Spaß verderben. Sie ist so stolz auf ihr Alter und ihre geistige Klarheit.)

P: 95 Jahre. *(Sagt sie stolz und vertraulich. Dabei lacht sie so schelmisch.)*
Haben Sie mich verstanden?
(Sie schaut mich aufmerksam an.)

S: Ja. *(Ich lache sie an und nicke mit dem Kopf.)*

P: Ich kann noch sehr gut zählen. Als ich hier aufgenommen wurde ....
(Es folgt eine ganz lange Unterhaltung, die auch über ihr Leben von Kindheit an ging.
Als sie 2 Jahre alt war, ist ihre Mutter gestorben. Von 4 Geschwistern war sie die Jüngste. Die Kinder wurden getrennt und in verschiedene Heime gesteckt. Den Vater erwähnt sie nicht. Später kommt sie in eine Pflegefamilie. Da sie als Jugendliche gut rechnen konnte, arbeitete sie mit 13 Jahren auf dem Markt an der Kasse. Sie musste um 3:00 Uhr morgens aufstehen, auf den Markt gehen und dann noch zur Schule. Sie erzählt sehr viel von ihrem späteren beruflichen Werdegang.
Alle ihre Geschwister sind schon verstorben.
Sie hatte 2 Ehemänner. Beide Ehen sind kinderlos geblieben.
Ihr erster Mann ist im Krieg gefallen. Sie hat ihn sehr geliebt. Er war ihre große Liebe. Sie beschreibt ihn als einen Mann mit einem großen Herzen.
Bei den schmerzhaften Erinnerungen rollen dicke Tränen über ihr kleines Gesicht. Ab und zu wischt sie die mit ihrer Hand ab.

Auch meine Augen füllen sich mit Tränen.

Besonders, als sie von ihrem zweiten Ehemann erzählt.

Während des Erzählens bete ich die ganze Zeit für sie und bitte Gott, ihr die Last abzunehmen. Um nur für sie da zu sein, versuche ich so gut ich nur kann, meine Persönlichkeit auf die Seite zu stellen. Auf diese Weise kann ich mich besser auf das „Herz" konzentrieren. Ich höre eine leise, innere Stimme sagen: „Es ist an der Zeit ihre Seele aufzuhellen.")

Mein zweiter Ehemann war Goldschmied. Wir hatten viele kostbare Sachen zu Hause. Nach seinem Tod habe ich alles verschenkt. Ich brauchte es nicht.

Aber wissen Sie, ich hätte ihn nicht heiraten sollen.

S: Warum ? *(Sie ist beschämt. Sie kann sogar vor sich selbst zu ihrer damaligen Lebensentscheidung nicht stehen. Die Geschichte „brennt" auf ihrer Seele, wie eine schmerzhafte Brandwunde. Eine Wunde, welche bis heute nicht verheilt ist.)*

P: Ach, *(sie seufzt)* wissen Sie, ich habe ihn aus Mitleid geheiratet. Eine andere hat ihn gerade verlassen und er hat mir Leid getan. Er war so deprimiert und verzweifelt.

Da war keine echte Liebe im Spiel. So was macht man doch nicht!

(Sie erzählt mir ihr Leben mit einem gefühllosen Mann, welcher keine Gelegenheit verpasste, um ihr mit Respektlosigkeit gegenüber zu treten. Ich fühle, wie sie noch heute darunter leidet und wie sehr sie sich nach ein bisschen Herzenswärme sehnt.)

S: Wie lange waren Sie mit ihm verheiratet?

P: 48 lange Jahre. 48 Jahre. Verstehen Sie? 48 Jahre !
(Sie sagt es so, als ob es eine Zeit in einem Erstarrungszustand wäre. Als ob die ganzen Jahre ihres Lebens, ohne Liebe, umsonst gewesen wären.)
Er hat mir auch Worte ins Gesicht gesagt, die ich keinem sagen könnte. Ich hatte dann für ihn keine Liebe mehr in meinem Herzen. Mein Herz war ausgebrannt!
(Wie sehr verlangt sie nach Zuneigung, Wärme, Akzeptanz und Toleranz.
Sie ist ausgehungert durch Liebesentzug.)

S: War sein Charakter bis zum Ende so geblieben?

P: Ja, er hat sich nicht geändert. *(Sie ist nachdenklich und traurig.)*

S: Wissen Sie was? Vielleicht hat Gott Ihrem Mann so einen Engel wie Sie geschickt, weil er etwas lernen sollte. Er sollte lernen, zu lieben.
(Wir lachen leise. Durch ihr Gesicht geht aber ein Funke, als ob sie ihren Lebenssinn gefunden hätte.)
Konnten Sie ihm verzeihen?

P: Ja, das habe ich gemacht.
(Sie weint aber, sie hält noch „etwas" ganz fest.)
Sie sind so lieb.
(Ich küsse ihre rechte Schläfe und spüre ihre Tränen auf meinen Lippen.
Ich nehme ihre rechte Hand in meine Hände und schaue mir ihr Gesicht und ihre Augen an.)

S: Beten wir gemeinsam „Vater unser" ?

P: Ja.

(Es kommt prompt eine Antwort, ohne dass sie es sich überlegen muss.

Wir beten „Vater unser" gemeinsam mit leisen Stimmen.

Da passiert etwas. Jetzt weiß ich, was gemeint war mit „die Seele aufzuhellen".

Wir beenden das Gebet. Danke!)

Vielen Dank, das hat mir sehr geholfen.

(Wir umarmen uns glücklich, ich zeichne ein Kreuz auf ihre Stirn, sie weint und gibt mir auch ihre linke Hand. Wir schauen uns an. Wir sind uns ganz „nah".)

S: Manche Menschen brauchen nur eine kurze Zeit, um etwas zu begreifen, andere 48 Jahre oder noch länger.

Ihre Liebe in Ihrem Herz hat sie sehr stark gemacht und das Licht in Ihnen, der göttliche Funke, wird nie ausgehen.

(Sie lächelt, scheint erleichtert zu sein. Ich habe das Gefühl, dass sie Verständnis für ihre Lebenssituation bekommen hat. Sie „bestraft" sich nicht mehr mit ihren Gedanken, dass sie etwas falsch, etwas Unwürdiges getan hat. Dadurch liebt sie ihr eigenes Wesen mehr. Wenn sie sich selbst liebt, kann sie auch andere lieben. Und wenn die Liebe in ihr wie eine Rose aufblüht, erkennt sie Gott in allem was ist.

Ihre eigene innere Erkenntnis hat ihr geholfen, besser bei unserem Gebet loszulassen.)

Ich werde mich jetzt verabschieden. Ich wünsche Ihnen eine gute Besserung und alles Liebe.

P: Ich danke Ihnen. Ich wünsche Ihnen auch alles Gute.

(Sie drückt, leicht spürbar, fester meine Hände.

Ich stehe auf, stelle den Stuhl auf seinem alten Platz und gehe zur Tür. Ich drehe mich noch einmal um und sehe, wie die Frau mit einem lachenden Gesicht hinter mir her schaut und mir mit ihrer Hand winkt. Ich winke auch und verlasse das Zimmer.)

Liebe ist ...

Liebe ist die treibende Kraft,
es ist, was unser Herz erschafft,
alles ist, wie eine Leidenschaft.
Jeden Tag neue Inspirationen,
ein Herz für alle Generationen.
Für den Frühling ein Vogel singt,
jetzt ein neuer Anfang, voller Liebe klingt.
Durch das Leben gehst du mutig,
dein Schauspiel ist so duftig.
Duft der Liebe,
du bist von einer Rose die Triebe.
So jung und so zart,
das Leben ist manchmal so hart.
Du schaffst es aber glatt,
öffne nur dein Herz, dein Rosenblatt.
Es ist die Liebe, deine treibende Kraft.
Liebe in deinem Herzen, deine Schöpferkraft.

2.12 Loslassen

Zwei Frauen im Zimmer. In der Mitte steht eine junge Patientin, sie ist angezogen und ein großer, gepackter Koffer liegt auf ihrem Bett. Später erfahre ich, dass sie heim geht.

Ich besuche Frau XXX, 75 Jahre alt nach einer OP im Halsbereich. Eine Krankenschwester sagte, dass Frau XXX vielleicht ein Gespräch braucht.

Bevor ich ins Zimmer gehe, bitte ich Gott um Hilfe, Führung, seine Liebe, Weisheit und Klarheit.

Ich klopfe und betrete das Zimmer. Zuerst begrüße ich die junge Frau und gehe dann in Richtung einer alten Dame am Fenster.

S: Guten Morgen. Ich heiße Justine Felix.
Ich bin Krankenhausseelsorgerin.
Sind Sie Frau XXX ?
(Ich strecke ihr die Hand entgegen).

P: Ja, das bin ich. *(Sie sitzt in einem langen Bademantel auf einem Stuhl am Fenster und lächelt freundlich. Sie hat ein rundes Gesicht, ist aber nicht korpulent. Sanfte Gesichtzüge und graue, fast weiße, kurze, gelockte Haare. Sie erinnert mich an die Omas aus Schlesien. Ich stehe zirka einen Meter von ihr entfernt. Zu meiner Linken steht ein Zimmertisch.)*

S: Ach ja. *(Ich lache sie an.)* Sind Sie schon lange im Krankenhaus?

P: Seit 6 Tagen. Letzten Donnerstag wurde ich operiert.

(Sie zeigt auf ihren Hals, an dem ein langes Pflaster klebt.

Sie fängt an die Geschichte ihrer Krankheit zu erzählen. Ihr Dialekt kommt mir auch bekannt vor, wie von drüben, aus Schlesien. Ich nehme Platz auf einem Stuhl am Tisch und wir sitzen uns gegenüber. Wir reden auch über ihre Familie. Sie hat 4 Töchter und 6 Enkel.

Einen kurzen Augenblick habe ich das Gefühl, das da „Etwas" einen hohen Schatten hinter sie wirft. Auf meine Art bete ich für sie. Ich habe Probleme mich zu konzentrieren.

Eine Krankenschwester kommt ins Zimmer und spricht mit der Patientin, die heim geht. Es ist laut. Sie schaut auch nach Frau XXX. Es ist störend. Die Tür ist offen und auch vom Flur kommen Geräusche.

Irgendetwas ist sehr in das ganze Wesen von Frau XXX „verwebt". Es zieht sich so.

Frau XXX erwähnt, dass Ihr Mann vor fast 40 Jahren gestorben ist. Jetzt weiß ich, was es ist.

Es dauert noch bisschen bis die Seele des Mannes ihren Platz „woanders" findet. Ich mache Clearing
Danke lieber Gott.)

Ach wissen Sie, das waren schlimme Zeiten. Nach dem ganzen Krieg, er hatte was mit dem Kopf. Der Krieg hat bei ihm einen Schaden hinterlassen.

(Sie schaut traurig. Ihre Augen füllen sich mit Tränen.)

S: Waren Sie dann die ganze Zeit mit den Kindern alleine ?

P: Ja, ich habe nie wieder geheiratet. Ich konnte nicht mehr heiraten. *(Etwas quält sie.)*

Das war ein furchtbarer Krieg. Ich habe bis Heute Alpträume. Wissen Sie, ich bin eine Vertriebene.
(Sie macht eine Pause.)

S: Woher kommen Sie?

P: Ich komme aus Schlesien. *(Willkommen zu Hause)*

S: Ich auch. *(Wir lächeln uns an.)*

P: Ich komme aus .... *(Sie nennt die Ortschaft. Die habe ich aber vergessen. Nicht so weit von Kattowitz.)*
Mit 14 Jahren wurde ich von Russen vergewaltigt. Das kann ich nicht vergessen.
Ich wusste damals gar nicht, was mit mir geschieht.
(Sie wischt sich die Tränen ab. Kurz denke ich an meinen Opa und seine Geschichte aus den Zeiten des Krieges. Er hat sich nach den Prügeleien der Russen auch nur sehr schwer erholt. Warum sind manche Menschen sogar noch in heutigen Zeiten so grausam? Was für ein tierischer Trieb zwingt sie zu so grausamen Taten?)
Die Schreie höre ich noch jetzt. Es sitzt alles noch im meinem Kopf. Da hatten wir noch so „blöde Namen", welche sich so deutsch anhörten.
(Sie ist verärgert, aber nur ein bisschen. Ihren zuerst weichen Gesichtszug „bedeckt nun eine Gewitterwolke". Sie ist nachdenklich.)

S: Das war nicht der Name, das waren Menschen, die nicht wussten, wer sie sind.

P: Da haben Sie Recht. Was waren das bloß nur für Menschen?! Ich war mit meiner Mutter und meinen

Geschwistern im Keller. Wir haben uns versteckt. Da sind sie gekommen. Alle meine Geschwister und meiner Mutter haben sie weg gebracht, nur mich haben die Männer im Keller gelassen. Das waren bestimmt so Leute, die auf die Kinder abfahren. Ich wusste damals nicht, was das alles zu bedeuten hat. Ich dachte, dass die mich jetzt töten.

(Sie weint und leidet, als ob das alles gestern geschehen wäre. Sie erzählt es noch sehr „lebendig". Sie schaut mir in die Augen.)

Ihnen erzähle ich das, das erste Mal. *(Sie meint mich als „fremde" Person, der sie die barbarische Tat berichtet.)* Ich habe mich immer so geschämt. Meine Kinder haben es erst vor zwei Jahren erfahren. Ich hasse alle Männer! Wirklich alle.

(Es schmerzt sie so sehr und obwohl sie es sagt, fühle ich, dass sie es am besten ins Reine bringen will, sodass sie nicht mehr sagen muss „Ich hasse sie!" Ich bete für sie.)

S: Wie war es mit Ihrem Mann? Wusste er Bescheid?

P: Das ging irgendwie, gerade so. Er wusste davon und hatte Verständnis dafür, für mein Verhalten.

S: Hat Ihre Mutter es gewusst?

P: Ja, natürlich. Aber Sie wissen, wie es damals war. Über solche Themen hat man doch nicht geredet. Die wurden einfach unter den Tisch gekehrt.

S: Und jetzt kommen sie massiv aus ihrem Versteckt heraus, nicht wahr?

P: Oh, ja. *(Sie weint.)*
Meine Töchter sagen immer: „Mutti, nicht alle Männer sind so. Du musst loslassen".
Ich weiß es und trotzdem kann ich es nicht vergessen. Wie soll ich loslassen? Wahrscheinlich habe ich es zu lange mit mir herumgetragen. Ich habe es verdrängt und jetzt bin ich zu alt um es zu verarbeiten.

S: Wissen Sie, kein Mensch ist zu alt um loszulassen und jemandem zu verzeihen.
Solche dramatischen Tatsachen werden Sie nie vergessen, aber vergeben kann man immer. Können Sie den Männern vergeben?

P: Das ist es, das kann ich nicht! Es ist so schwer.
(Sie steht auf und bringt mir von ihrem Nachttisch zwei Bücher)
Schauen Sie, was mir meine Kinder für Bücher geschenkt haben.
*(Ich blicke kurz auf die Bücher. Ein Buch ist über positives Denken und loslassen und das zweite ist ein Gebetsbuch von dem mir bekannten Anselm Grün.
Sie schaut mich fragend an.)*

S: Das Buch hier *(ich zeige auf das Buch über positives Denken)* ist schön zu lesen, nach dem man schon vergeben hat.

P: Ja, genau. Das denke ich auch.
Aber das Gebetsbuch ist sehr schön. Es ist nicht so wie alle Bücher von der Kirche, es ist mit so viel Liebe geschrieben.

(Ihr Gesicht hellt sich auf. „Zufällig" öffne ich das Buch an einer Stelle, an der der Text wie gegossen zu unserem Gespräch und zu der ganzen Situation passt.
Ich lese laut vor und schließe das Buch.
Die Augen der Frau XXX sind wieder feucht.)

S: Ich kenne den Buchautor Anselm Grün. Er schreibt auch sehr schön über Engel.

P: Ach, über Engel habe ich auch Bücher zu Hause. *(Sagt sie fröhlich.)*
Aber meine Kinder sagten, dass ich erst das Buch hier lesen soll.
Wenn das nur so leicht mit dem Vergeben wäre.
(Sie seufzt.)

S: Möchten Sie mit mir das „Vater Unser" beten?

P: Wissen Sie, ich habe heute schon von dem Buch gebetet *(sie macht kurze Pause)*, aber mit Ihnen tue ich auch gerne beten.
*(Ich möchte nicht, dass wir mit dem Tisch zwischen uns beten. Ich stehe auf, suche Ihre Nähe und knie vor ihr nieder. Ich strecke ihr meine Hände entgegen, sie gibt mir ihre, wir schließen die Augen und beten das Vater Unser. Nach dem gemeinsamen Gebet halte ich noch kurz meine Augen geschlossen und bete auf meine Weise. Ich sehe, dass bei der Frau etwas passiert, ihr „Herz" öffnet sich. Ich bin noch nicht ganz fertig, als die Tür aufgeht und die Putzfrau mit dem Mopp anfängt den Boden abzuwischen. **Muss es jetzt sein?** Ich mache die Augen auf. Danke Gott. Bei Frau XXX rollen dicke Tränen.)*

Ich danke Ihnen vielmals. Es ist so schön. Es ist so eine angenehme Wärme in meiner Brust. *(Sie legt ihre Hand auf ihr Herz, in der Mitte ihrer Brust.)*
Aber warum muss ich so weinen? *(Sie schaut mich nachdenklich an.)*

S: Ja, oft ist es so, wenn jemand von Herzen loslässt und die Liebe, das Christuslicht in der Brust, wie eine Blume aufblüht, dann rollen die Tränen von alleine.
(Sie weint und lächelt glücklich zugleich.)
Ich verabschiede mich jetzt. Ich wünsche Ihnen eine gute Besserung und alles Liebe.
(Ich stehe auf und wir umarmen uns.)

P: Ich wünsche Ihnen auch alles, alles Gute.
Und nochmals vielen Dank.

2.13   Ein Heide mit großem Herz

3 Männer im Zimmer.
Bevor ich ins Zimmer gehe, bitte ich Gott um Führung und Hilfe. Ich bitte, dass ich mit einem Menschen spreche, dem ich helfen kann.
Ich klopfe und betrete das Zimmer. Zuerst begrüße ich einen Mann an der Tür, dann den Patienten in der Mitte und zum Schluss bleibe ich bei einem Mann stehen, der gerade auf einem Stuhl am Fenster Platz nimmt. Es ist wunderschönes Wetter, die Sonnenstrahlen fallen ins Zimmer und der Patient, anscheinend um ein bisschen Abstand vom Krankenhausleben zu nehmen, möchte die Wärme der Sonne spüren und genießen.
Der Mann ist 59 Jahre alt, kurzes braunes Haar, kleines, faltiges Gesicht, von der Statur mittelgroß, schlank mit kleinem Bauchansatz.
Er trägt einen roten Pulli mit Rollkragen und dunkelblaue, schon ältere Jogginghosen.
Er sieht nachdenklich aus, als ob in seinem Leben eine innere Wende begonnen hätte.
Morgen geht er heim. Während des Gespräches lächelt er meistens, jedoch ist es eine nervöse Freudigkeit. Sein ganzes Wesen wirkt irgendwie unruhig.

S: Guten Morgen. Ich bin Krankenhausseelsorgerin.
Ich heiße Felix.
(Ich strecke ihm die Hand entgegen. Er lächelt bisschen beschämt und begrüßt mich).
Ooh, haben Sie es sich gerade gemütlich in der Sonne gemacht? *(Ich bleibe vor ihm stehen.)*

P: Na ja.

(Er lächelt freundlich. Ich fühle aber, dass gerade das Krankenhaus kein gemütlicher Ort für ihn ist. Ja, meine Frage war wohl daneben.)

S: Sind Sie schon lange im Krankenhaus?

P 2: Seit zirka 3 Wochen. Ach, ja...*(er macht eine Pause und winkt mit der Hand, als ob dieser Krankenhausaufenthalt viel zu lange für ihn wäre.)*

S: Wurden Sie operiert?

P 3: Ja. *(Hier folgt eine Geschichte von seiner Krankheit, Operation und die Komplikationen danach. Nach seiner Erlaubnis nehme ich mir einen Stuhl, setze mich ihm gegenüber und bete für ihn.)*
Wissen sie, wenn ich das noch einmal durchmachen müsste...Nein, danke. Dann verabschiede ich mich lieber von der ganzen Welt. *(Er ist nachdenklich. Irgendeine tiefe Trauer bedrückt ihn. Lieber Gott, was kann ich für ihn tun? Ich nehme im Moment nichts Ungewöhnliches wahr. Nur sein Solarplexus verändert sich. Es sieht wie eine „Reinigung" aus. Bei dem Mann sind nur kleine Schritte erlaubt.)*

S: Kommt die Familie Sie besuchen? Sind Sie verheiratet?

P: Ja, ich habe eine Familie. Meine Frau ist aber letztes Jahr gestorben. Sie war noch jung.

S: War sie krank gewesen?

P: Ja. Sie hatte sehr starkes Asthma. Am Anfang war sie so schlank wie Sie und dann... *(er zeigt mit den Händen die Breite)*

S: Hat sie Cortison bekommen?

P: Oh, sie hatte sehr viele Medikamente bekommen. Am Anfang waren sie noch harmlos, aber mit der Zeit waren sie sehr stark. Sie wollte nicht mehr leben. Sie hat sich so gequält. Ich sage Ihnen es war nichts. *(Er ist traurig, schaut auf den Boden und faltet nervös seine angeschwollenen mit Falten bedeckten Hände.)*

S: Konnten Sie den Tod ihrer Frau akzeptieren?

P: Ja, damit hatte ich keine Probleme. Es war auch besser so. Ich wollte auch, dass sie stirbt. Wenn der Körper sich so quält..., es war für sie kein Leben mehr.
(Ich fühle, dass es auch stimmt.
Er konnte sie loslassen.)

S: Haben sie Kinder?

P: Zwei Töchter, die eine ist aber krank.
(Er denkt an die Tochter.)

S: Krank? *(Ich schaue ihn fraglich an.)*

P: Sie ist geistig krank, schon von der Geburt an. Die andere Tochter wohnt im Magdeburg, aber die kann man vergessen.

(Er sagt es mir mit sehr großer Enttäuschung in der Stimme und sein Gesicht ist durch eine Wolke aus Trauer und Ratlosigkeit beschattet.
Die Tür geht auf und zwei Sanitäter kommen herein, die wollen den Patienten, der in der Mitte liegt, ins Krankenhaus in die Feldbergasse transportieren. Es dauert ein bisschen bis sie wieder weg sind. In dieser Zeit haben wir unser Gespräch unterbrochen. Wir schauen nur zu. Die Sanitäter fahren den Kranken aus dem Zimmer heraus.) Das war aber ein schwerer Fall. *(Er winkt mit seiner Hand ab.)* Der ließ sich so gehen. Er will ja gar nicht gesund werden. *(Er spricht abwertend über seinen Zimmergenossen. Ich habe das Gefühl, dass er sich mit ihm vergleicht.*
Ich sitze in der Sonne und langsam ist mir sehr heiß.)

S: Wo sind wir stehen geblieben? Aha, sie haben von Ihrer Tochter erzählt....

P: Ja, die Älteste wohnt im Magdeburg. Das ist so ein hoffnungsloser Fall. Sie war auch hier, als ihre Mutter im Krankenhaus lag. Meine Frau wollte noch letztes Mal ihren Bauch streicheln. *(Er macht mit seiner Hand eine Wölbung in der Luft. Scheinbar war seine Tochter damals schwanger.)* Sie hat zwei Kinder. Der Älteste, 10 Jahre alt. Er ist von anderem Mann als das zweite Kind.

S: Ist Ihre Tochter verheiratet?

P: Das auch nicht! *(Er ist verärgert.)*

S: Na ja, ich meine, ob sie in einer Partnerschaft lebt?

P: Ja, aber was ist das für eine Partnerschaft. Die beide streiten nur noch die ganze Zeit, meistens wegen Geld. Für ihn ist das Auto mehr wert als die Kinder. Und überhaupt ist es für mich kein Mann. Unter Partnerschaft verstehe ich was ganz anderes. Ich habe schon meiner Tochter gesagt, sie soll ihn in die Luft jagen. Sie kriegt nichts auf die Reihe. Zur Weihnachten habe ich ihr letztes Mal Geld gegeben. Jetzt ist Schluss! Letzte Woche ruft sie mich an und sagt sie will mich besuchen, aber Geld für die Bahn musste ich auslegen. Ich bin gespannt, wie das aussehen wird. Sie will mit den Kindern kommen.

Wissen Sie, wenn nicht die jüngere Tochter wäre, hätte ich schon mit mir Schluss gemacht.

(Ganze Zeit bete ich für ihn auf meine Weise. Seine ganze Verzweiflung kommt an die Oberfläche. Alle seine Verletzungen „beben". Er kämpft mit den Tränen. Ab und zu ballt er seine Hände zu Fäusten. Ich fühle aber, dass er auch seine erste Tochter liebt und als Vater möchte, dass es ihr gut geht, dass sie glücklich ist, dass auch sie eine Chance bekommt, ihr Leben in den Griff zu bekommen.)

S: Wie alt ist ihre jüngere Tochter und wo ist sie jetzt?

P: Meine Tochter ist 28 und lebt in einem Heim. Sie war die ganze Zeit bei uns zu Hause, ich wollte sie nicht weggeben. Aber als meine Frau zum Schluss so krank war, konnten wir nicht anders handeln. Die Behinderung unserer Tochter hat meine Frau sehr belastet.

Das hat sie fertig gemacht. Ich habe ihr immer gesagt, lass es, sie ist einfach anders.

Meine Tochter ist immer zu mir gekommen, wenn
etwas war. Sogar noch jetzt will sie,
dass ich sie ins Bett bringe. Manchmal ärgert es mich
ein bisschen. *(Er lächelt aber.)*

S: Meinen Sie damit, dass es Ihnen die Situation ein
bisschen peinlich ist, weil sie schon 28 Jahre alt ist?

P: Ja, ja genau so.
*(Er erzählt über das Heim, wo seine Tochter ist, über
ihre Arbeit in der Behindertenwerkstatt und die gemeinsame Zeit, welche er mit ihr an den Wochenenden
verbringt. Er spricht sehr liebevoll über sie. Ein sehr
großer Beschützerinstinkt ist in ihm ausgeprägt).*
Wissen Sie, früher habe ich meiner Frau gesagt, wenn
einer von uns als erster stirbt, dann nimmt der zweite
die Kleine einfach mit in den Tod.
Jetzt bin ich aber anderer Meinung.
In dem Heim hat sie eine sehr gute Betreuung.
Nur jetzt im Krankenhaus habe ich eine Frau erlebt,
die geistig gestört war und hier von lauter Verwirrung
sehr geschrien hat. Da musste ich an meine Kleine
denken, wenn sie auch ins Krankenhaus muss und
ich nicht mehr da bin.
Der Gedanke zerreist mir das Herz.
(Er ist traurig und hält seine Hände vor sein Herz.)
Dieses Jahr soll meine Tochter alleine ohne mich in
Urlaub fahren. Vom Heim wird es organisiert.
Ich arbeite, das Geld habe ich für sie gespart.
Soll sie haben.

S: Müssen Sie körperlich arbeiten oder im Büro?
P: Es ist eine schwere, körperliche Arbeit.

S: Werden Sie sich jetzt also zu Hause mehr schonen müssen?

P: Ja, das mach ich. Aber was soll ich eigentlich zu Hause? Zu Hause fällt mir die Decke auf den Kopf. Früher war noch meine Frau da. Und jetzt...? Wir waren fast 30 Jahre verheiratet, das ist eine ganze Menge Zeit. Es ist gut, dass sie gestorben ist, es war eine Erlösung für sie. Aber... wissen Sie, was ich meine?
(Er schaut mich fraglich an.)

S: Wollen Sie damit sagen, dass Sie ihren Tod akzeptiert haben, nur ihre persönliche, körperliche Anwesenheit fehlt Ihnen?

P: Genau so! Sie fehlt mir so sehr.
(Er hat Tränen in den Augen. Es kommt eine kurze Pause.)

S: Möchten Sie zum Abschluss beten?
(Er schaut mich an und ich merke, dass das Beten, Glaube und Gott nicht seine Themen sind.) Glauben Sie an Gott?

P: Ach, ich komme aus der ehemaligen DDR, ich bin ein Heide!
(Er schaut mich unsicher an und lächelt.)

S: Ich habe 7 Jahre mit einem Mann gearbeitet, er kam auch aus der ehemaligen DDR und glaubte nicht an Gott. Es ist halt so, dass die Menschen dort so erzogen sind. Das macht mir aber nichts aus.

(Ich muss kurz an die Arbeit in der Baubranche denken und an meinen Arbeitskollegen – einem Bauingenieur. Ein ängstlicher Mensch, mit großem Herz. Nach 7 Jahren gemeinsamer Arbeit, Lachen und manchen Gesprächen - nicht immer über Häuser bauen - zum Schluss sagte er mir, dass vielleicht „etwas Höheres" existiert. :-)) Bis Heute haben wir guten Kontakt und ich bete auch für ihn. Er lacht dann immer und sagt: „Justine, wenn es mir hilft, dann kannst Du es ruhig tun".)

P: Aber letzte Zeit habe ich über Gott nachgedacht. Ihre Chefin, hier im Krankenhaus muss ein Engel sein. Sie hat mich nach Hause gebracht. Einfach so. Sie hat es für mich getan. *(Er ist begeistert.)* Und sie sagte mir, dass sie mich nicht bekehren will.

S: Das möchte ich auch nicht. *(Wir lachen beide.)*

P: In letzter Zeit verändert sich in dieser Hinsicht etwas bei mir, aber ich muss mir mehr Zeit geben. Es muss bei mir einfach langsam reifen.

S: Ja natürlich lassen Sie sich nur Zeit. Darf ich aber etwas sagen?
     (Er schaut mich an und nickt mit seinem Kopf. Ich strecke ihm meine Hände entgegen. Er greift sie, ich schließe meine Augen und sage halblaut:)

„Lieber Vater, gib dem Herrn XXX viel Kraft durch Deine Liebe.
Sein ganzes Leben gibt er seinen Nächsten sehr viel Liebe und die Liebe bist DU.

Bitte hilf ihm, sein Leben weiterzugehen und Deine Liebe in seinem wunderschönen Herz soll noch mehr aufblühen und ihm Vertrauen und Zuversicht schenken. Amen."

(Ich mache meine Augen auf. Der Patient ist sehr bewegt. Er „kämpft" mit den Tränen.)

P: Ich danke Ihnen vielmals, vielen Dank für Ihren Besuch. *(Er schüttelt mir die Hand. Mit meiner zweiten Hand streiche ich über seinen Arm.)*

S: Ich wünsche Ihnen viel Liebe und gute Besserung. Auf Wiedersehen.

2.14 Begleitung ins Licht

Eine Krankenschwester erzählt mir von einer Frau, die im Sterben liegt. Sie hat Krebs, der schon gestreut hat. Sie will aber leben. Die Patientin ist ca. 50 Jahre alt. Sie liegt alleine im Zimmer.
„Lieber Gott gib mir bitte Deine Kraft und Deine Liebe, sodass ich dieser Frau beistehen kann."

S: Guten Morgen. Ich heiße Felix.
Ich bin Krankenhausseelsorgerin.
(Ich gebe ihr die Hand. Sie lächelt schwach und ihr Händedruck ist zart. Sie schaut noch auf mein Schild, ihre Augen sind ängstlich und verwirrt, als ob sie hinter einem Schleier wären. Ihre Begrüßung klingt leise und kraftlos. Sie bekommt gerade eine Infusion. Ich merke, dass sie zu schwach ist um zu sprechen.)

P: Guten Morgen.

S: Möchten Sie mit mir sprechen oder komme ich unpassend?

P: Nein, nein, aber ich bin müde, ich möchte nicht zu viel reden.
(Sie spricht reglos und verlegen, als ob ihre Krankheit und die damit verbundene körperliche Ohnmacht peinlich für sie wäre.)

S: Darf ich also ohne zu reden bei Ihnen sitzen und für Sie beten?

P: Ja, bitte.

(Ich nehme mir einen Stuhl und setze mich an die linke Seite des Bettes.

Sie dreht sich in meine Richtung. Ich nehme ihre rechte Hand in meine Hände, schließe die Augen und fange in meinen Gedanken das „Vater Unser" an....,

„Lieber Gott schenk Frau XXX alles, was sie jetzt braucht".

Ich lasse mich führen und „beobachte" den Prozess.

Es geschieht sehr viel.

Ab und zu öffne ich meine Augen und merke, dass die Patientin, friedlich eingeschlafen ist.

Da ich weiß, dass sie leben möchte, bitte ich um Genesung für ihren Körper. Langsam nehme ich wahr, dass die Meditation ihr Ende gefunden hat.

Ein Klopfen an der Tür unterbricht die Stille.

Eine junge Frau kommt herein und sie sagt, dass sie die Sekretärin von Dr. YYY ist und eine Unterschrift von der Patientin braucht. Frau XXX schaut mich besorgt an und sucht innerlich beunruhigt, Kontakt zu meinen Augen.

Auch die Sekretärin schaut mich erwartungsvoll an, aber es liegt doch nicht in meinem Ermessen, mich in diese Situation einzumischen.

Ich bitte die Sekretärin, Frau XXX die Angelegenheit noch einmal zu erklären, weil sie nur so eine Entscheidung treffen kann. Nach der Erklärung ist Frau XXX ein bisschen verärgert und sagt, dass sie schon alles unterschrieben hat.

Die Sekretärin ist verwirrt, meint, dass sie nach dem Dokument suchen wird, verabschiedet sich und verlässt das Zimmer.

Die Patientin dreht sich in meine Richtung und fängt an, wie ein kleines, verletztes Kind, zu weinen.)

S: Warum weinen Sie?
(Ich suche ihre Nähe und streiche über ihren Arm.)

P: Sie können mich so schön beruhigen. Schön, dass Sie hier sind, es tut so gut.
(Sie wimmert leise.)

S: Wenn sie möchten, können wir zum Schluss Gottes Liebe einatmen. Wollen Sie es versuchen?

P: Ja.
(Sie hört auf zu weinen und schaut mich neugierig an.)

S: Geben Sie mir bitte Ihre Hände, wir atmen zusammen, schließen Sie Ihre Augen und versuchen Sie sich auf Ihren Atem zu konzentrieren.
(Lieber Gott hilf mir. Ich fange leise an.)
„Ihr Atem kommt und geht, ganz in Ihrem Tempo.
Gehen Sie nun mit Ihrer Aufmerksamkeit auf die Kopfspitze. Stellen Sie sich vor, da ist eine wunderschöne Lotusblume, die sich gerade öffnet.
Durch die geöffnete Blume kommt ein weißer Lichtstrahl; atmen Sie ihn ein.
Das Licht der Liebe füllt Ihren Kopf aus. Sie fühlen eine angenehme Wärme und Frieden.
Mit jedem Atemzug breitet sich die Liebe Gottes in Ihrem Körper aus.
Erreicht ihren Hals, füllt Ihren Oberkörper aus, fließt in ihre Hände.
Sie atmen weiter, so wie es Ihnen angenehm ist.
Mit dem nächsten Atemzug kommt das Christuslicht bei Ihrem Bauch an und fließt weiter zu Ihrem Becken, von dort aus fließt es weiter bis in Ihre Beine. Stellen Sie sich

vor, dass alles, was Sie belastet, wie eine graue Wolke durch Ihre Fußsohle Ihren Körper verlässt.

Das Licht der Liebe füllt jetzt Ihren ganzen Körper aus.

Visualisieren Sie bitte eine von Ihren Körperzellen und atmen Sie auch dort das weiße Licht ein.

Bitten Sie Gott um Hilfe. Vater Dein Wille geschehe.

Fülle bitte die Körperzelle mit Deiner Vitalität und Deiner Liebe.

Die Körperzelle kommuniziert mit anderen Körperzellen und so fließt die Liebe von einer Zelle zu nächsten, von einem Körperorgan zum anderen. Wie im Großen so im Kleinen...

Nehmen Sie jetzt drei tiefe Atemzüge und öffnen langsam Ihre Augen.

Sie sind nun hier im Zimmer, in der Gegenwart.

(Die Patientin öffnet Ihre jetzt leuchtenden Augen.
Mit einem kleinen Lächeln schaut sie mich an.)

P: Das war wunderschön. Vielen Dank.
(Sie sucht nach Worten um das Erlebte zu schildern, findet dennoch keine.
Ihr Blick aber spiegelt die in ihr wohnende, verborgene innere Schönheit.)

S: Wenn es Ihnen gut getan hat, können Sie auch alleine so atmen.
Die Liebe Gottes wird in Ihnen immer aufblühen.
Mit Ihren Sorgen sind Sie nie alleine.
Gott hat auch seine Helfer und ein großer Engel umarmt Sie liebevoll und spendet Ihnen Trost, Liebe und Zuversicht.

(Ich sehe, wie sie sich freut. Sie strahlt Hoffnung und Liebe aus. Sie hat Tränen in den Augen und auch mich überwältigen die Gefühle.)
Ich werde mich jetzt verabschieden. Ich wünsche Ihnen viel Liebe und Frieden.

P: Ich wünsche Ihnen Gottes Segen. Dankeschön für Ihren Besuch.
Es hat mir sehr gut getan.

Nach einer Woche erfahre ich, dass die Patientin verstorben ist.
Ihr Körper hat es nicht geschafft.
Letztendlich legen wir irgendwann alle unseren Leib ab.
Aber ich fühle immer noch nach solchen Mitteilungen die Hilflosigkeit und Traurigkeit, besonders, wenn ich weiß, dass der Mensch noch leben wollte.
Immerhin durfte ich die Frau auf diese Weise ins Licht begleiten.

Was ist Tod?
Geburt in die Ewigkeit, Geburt des Lichts
Eine transzendente Wandlung
Ein Prozess des Loslassens
Eine Erhöhung des Geistes
Ein süßer Traum
Eine Erfahrung der Liebe
Es lebe das Leben!
Ein ewiges Leben in Gott
Es gibt keinen Tod.

2.15 Spiegelneuronen

Ich besuche eine Frau, 85 Jahre alt. Es ist schon mein dritter Besuch bei ihr. Sie hatte eine Darm-OP (Krebs) und von der rechten Seite ihres Bauches hat sie einen künstlichen Ausgang bekommen. Sie ist schlank und ihr Körper, gezeichnet durch die Krankheit, ist sehr schwach. Sie kommt aus einer wohlhabenden Familie und verfügt über eine gute Intelligenz.
Sie hat einen Sohn und zwei Enkelkinder, die sie abgöttisch liebt. Sie beten auch immer für ihre Omi. Vor drei Monaten hat sie Abschied von ihrem Mann genommen. Dieses Geschehen verursachte bei ihr einen noch anhaltenden, großen, seelischen Schmerz, einen Trennungsschmerz. Sie liegt im Bett in der Mitte, links und rechts ebenfalls zwei ältere Patientinnen.

„Lieber Gott durchflute mich mit deinem Licht der Liebe, schenk mir deine Weisheit und Kraft. Lass mich mit dem Herzen hören und sehen."

S: Guten Morgen.
(Ich gehe direkt zu der mir bekannten Patientin.
Eine alte Frau am Fenster schläft leise schnarchend. Sie liegt in einem Bett mit einer speziellen Matratze. Auf diese Weise wird ihr Körper vom Liegen nicht zu sehr wund. Damit sie nicht aus dem Bett fällt, sind links und rechts Bettgitter angebracht. Sie hängt am Tropf und ich sehe wie ihre Hände und ihr Gesicht aufgedunsen sind. Die dritte Frau an der Seite des Waschbeckens sitzt gerade auf einer fahrbaren Stuhl-Toilette und nimmt von mir keine Kenntnis. Nur ihr Rücken mit

*faltiger und ausgetrockneter Haut und ein Ansatz von
ihrem wunden Popo sind zu sehen.
Meine Patientin erkennt mich und lächelt mich an.)*

P: Guten Morgen. Sie kommen mich besuchen? Schön.
(Sie streckt mir ihre dünne, gealterte Hand entgegen.)

S: Darf ich mich hinsetzten?

P: Ja, natürlich.
*(Ich nehme mir einen Stuhl, stelle ihn neben die linke
Bettkante und setze mich hin.
Es ist ein sonniger Tag und die Sonnenstrahlen füllen
das Zimmer mit Wärme und froher Leichtigkeit. Ich
fühle, dass die Patientin ein bisschen unruhig ist.
Weil ihre Haut so dünn und trocken ist, haben die Kran-
kenschwestern einen weichen
Schwamm im Bereich des Ellbogens untergelegt.
Sie schaut mich fragend und enttäuscht an.)*
Ja, jetzt muss ich durch. Es hilft nichts.
(Sie lächelt traurig.)

S: Wie geht's Ihnen? Haben Sie noch Schmerzen?
*(Ich nehme vorsichtig Ihre rechte Hand in meine
Hände. Als ob sie nur darauf gewartet hatte, spüre ich
ihr sanftes Drücken und Klammern. Die Frau auf der
„Toilette" spricht mit sich selbst, versucht aufzustehen
und setzt sich wieder.
Ein unangenehmer Geruch verbreitet sich im Zimmer.
Oh je, halte ich es durch?
Eine Krankenschwester kommt herein und fragt die
Frau, ob sie schon fertig ist. Sie schüttelt den Kopf.)*

P: Ach, den Umständen entsprechend. Mein Bauch

tut mir nicht mehr so weh. Es heilt schön.
Gestern haben sie mir die Klammern auf
dem Bauch entfernt.
Wissen Sie, sie machen es tatsächlich mit einem
Tacker. Die Haut wird mit Metallklammern getackert
wie im Büro die Dokumente. Und das Rausholen hat
richtig wehgetan.
(Sie schaut zwischendurch angespannt auf die schnarchende Patientin und die Frau   auf   der   „Toilette". Kriegt sie die Ängste der anderen mit? Ich bete im Kopf für sie.)
Das ist ja furchtbar.
(Sie zeigt mit ihrem Kopf auf
die beiden Nachbarinnen.)
Die eine hat schon in der Nacht auf dem Topf gesessen.
Dieser Gestank ist so ekelhaft. Und hier auch so ein
schwerer Fall. *(Sie zeigt in Richtung der anderen Patientin.)*

S: Konnten Sie in der Nacht schlafen?
      (Ich merke, dass sie durch diese Umstände gereizt ist.)

P: Ganz schlecht. Die eine hier
      (sie zeigt auf die wache Patientin) war die ganze Nacht
      so unruhig. Sie weiß selbst nicht, was sie will.
      (Ich fühle eine Verwirrung von der Seite der Patientin
      auf dem Topf. Der Geruch ist echt unerträglich.)
      Und die andere schläft zwar die ganze Zeit, schnarcht
      aber. Sie braucht auch immer Pflege und
      die Krankenschwestern sind sehr oft auch in der Nacht
      im Zimmer. *(Wenn ich mir die Patientin anschaue,*
      dann bekomme ich einen Eindruck, als ob sie ganz
      weit weg „schlummern" würde.)

Ich habe schon dem Personal über meine Situation berichtet und vielleicht bringen die mich in anderes Zimmer.

(Ich empfinde ihre Traurigkeit und Enttäuschung. Um ihre Lage zu meistern, versucht sie tolerant zu sein, aber es fällt ihr sehr schwer. Die ganze Situation und ihr persönliches Krankheitsbild überschatten ihr ganzes Sein. Plötzlich überkommt mich ein Gefühl einer tiefen Bewunderung für alle Patienten.)

S: Ich bewundere alle Patienten, die unter solchen Umständen genesen müssen, sollen, dürfen. Sie sind auch so mutig!
(Ich streichele ihren Arm. Sie lächelt mich an. Ich bete für sie und ich fühle, dass ES fließt.
Ich muss an die Spiegelneuronen denken, die bei emphatischen Menschen aktiv sind.
Welche Rolle spielen sie in einem Prozess der Heilung, wenn sich mehrere sehr kranke Menschen in einem Raum befinden?)

P: Meinen Sie wirklich, dass ich mutig bin ?

S: Ja natürlich. Jeder ist auf seine eigene Weise mutig.
(Sie ist nachdenklich.)

P: Als ich erfahren hatte, dass ich operiert werden müsste, dachte ich mir, wenn ich nicht aufwachen würde, wäre es auch in Ordnung. Eigentlich muss ich nicht mehr leben. Und hier noch so was.
(Sie zeigt klagend, mit Tränen in den Augen auf ihren künstlichen Ausgang.)

S: Sie haben damit nicht gerechnet, nicht wahr?

P: Nein. In meinem Alter soll man sich nicht mehr
operieren lassen. Hier war auch eine Frau, die mir
gezeigt hat, wie ich den Beutel wechseln soll.
Da habe ich plötzlich einen roten „Knopf" gesehen.
Ich fragte sie: „Was ist das?"
Und sie antwortete mir: „Es ist ein Stück Darm".
Wissen Sie, ich finde es so abstoßend. Ich kann es
nicht selbst austauschen und es riecht auch so
unangenehm. Vor der Operation habe ich mich
eigentlich schon verabschiedet. Ich habe Gott gesagt,
dass, wenn ich die Augen für immer schließe, es auch
gut ist. Ja, aber ich lebe.
*(Sie schaut mich fragend an. Ach Gott, was soll ich ihr
nur sagen?)*

S: Es ist anscheinend noch nicht Ihre Zeit sich zu
verabschieden. Ihre Enkelkinder beten für Ihre
Genesung, wie Sie erzählt haben.

P: Ja, das sehe ich nun auch so.

S: Es gibt auch die Möglichkeit, dass jemand Sie dann zu
Hause betreut und Ihnen den Beutel austauscht.
Haben Sie an diese Eventualität gedacht?

P: Mein Sohn will bei der Krankenkasse nachfragen,
ob jemand von der Sozialstation mich zu Hause
besuchen kann.
*(Sie leuchtet auf, das passiert immer, wenn sie von ih-
rem Sohn oder einem der Enkelkinder spricht. Ihr Herz
geht auf und strahlt.*

Ich schaue ihr in die Augen, lächle sie an und nehme an ihrer Freude teil.)

S: Möchten Sie, dass wir zum Abschluss wie gewöhnlich das „Vater Unser" beten?

P: Ja, gerne.
(Sie faltet ihre Hände auf der Brust. Ich fasse ihre Hände mit meinen, wir schließen unsere Augen und beten leise „Vater Unser" zusammen.)

S: Lieber Gott, Frau XXX hat die schwere Operation überlebt, wir danken dir dafür.
Bitte schenke ihr deine Kraft und Vitalität, damit ihr Körper durch deine Liebe, die in ihr als dein göttlicher Funke lebt, vollständig genesen kann. Amen.
(Frau XXX ist sehr bewegt. Wir lächeln uns an.)

P: Vielen Dank für Ihren Besuch. Gott segne Sie.
Auf Wiedersehen.

S: Ich wünsche Ihnen gute Besserung und alles Liebe.

Zu Hause denke ich weiterhin an die Spiegelneuronen, an die ganze Vernetzung und alle Verstrickungen, die wir im Laufe des Lebens erzeugen.
Die Neurobiologie geht davon aus, dass die Empathie steigt, wenn wir in unserem Leben genug Liebe bekommen haben. Von welcher Liebe ist aber hier die Rede?

- Ist es die Zuneigung und Aufmerksamkeit erst seitens der Eltern und später des Menschen, mit dem wir verkehren?

Viele Kinder und Erwachsene bekommen „Liebe" ihr ganzes Leben lang und haben trotzdem kein großes Einfühlungsvermögen.

- Wie sollen wir also Liebe definieren?

Am Anfang existierte ein kleines Teilchen Licht.
Wenn wir davon ausgehen, dass das Universum aus der Liebe und durch die Liebe entstand, können wir festhalten, dass die gleiche Liebe in das ganze Universum integriert
ist und es zusammenhält.

Damit sind wir und die ganze Schöpfung auch Licht.
Licht mit unterschiedlichen Frequenzen.
Als Beispiel der Mensch: Körper, Geist und Seele.
Der Körper schwingt langsam, also sehen wir ihn. Geist und Seele schwingen höher und diese sind für unsere materiellen Augen unsichtbar.

- Was ist LIEBE?

Lebendigkeit ° Licht ° Leben ° das Göttliche

- Wann bekommen wir aber das höchste schwingende Licht der Liebe?

Natürlich schon bei unserer Zeugung, sonst könnten wir nicht leben.

- In welchem Moment aber sind wir stärker durchflutet durch das Licht?

Es kann durch ein Gebet, einen Tanz, ein Lied oder eine Meditation geschehen. In unserer Mitte finden wir die Quelle der
Kraft, finden wir die Liebe, finden wir die Freude, entdecken
wir unsere Schöpferkraft. Wir erkennen das Leben.

- Was passiert also, wenn wir die Quelle finden?

Wir tanken Liebe, Weisheit und Erkenntnis.
Unser ganzes Sein leuchtet und gibt uns Kraft zum Leben.
Und nicht nur das, Licht ist nämlich der beste Träger der In-
formationen.

- Was hat das aber mit Empathie zu tun?

Sehr viel.
Wenn jetzt eine Person, die auf die oben beschriebene Weise
viel Liebe erfahren hat und dadurch von Licht durchflutet ist,
kann sie besser und klarer viele (alle?) Informationen empfangen und senden.

- Was passiert jetzt im Krankenhaus mit den
  manchmal sehr schwer kranken Menschen in einem Raum?
- Wie kommunizieren die leidenden Menschen auf
  der unbewussten Ebene?
- Welche Auswirkung hat es auf deren Körper und
  die Regeneration?
- Wenn jetzt ein Patient Krebs hat und der andere
  nicht, mag es sein, dass nur durch eine

Zusammenkunft die Informationen der Krebszellen weitergeleitet werden?

- Was passiert im Körper des Menschen, der vor der Zusammenkunft keinen Krebs hatte?
- Was muss geschehen, dass die Patienten schnell genesen können?
- Was brauchen sie?

Natürlich das Licht mit allen heilsamen Informationen. Informationen, die in jedem gespeichert sind und sie brauchen nur einen Impuls, um aktiviert zu werden.

Wenn wir mit Bildern arbeiten würden, dann könnten wir das, was am Anfang war, als eine „Stammzelle" bezeichnen aus der sich ALLES entwickelte.

Aus der und durch die „Stammzelle" entfaltete sich die ganze Schöpfung. Wenn wir jetzt bewusst die „Stammzelle" in uns um Hilfe bitten, ist ER/SIE in der Lage das ganze Sein des Menschen mit seiner ursprünglichen „Matrix" zu durchfluten. "Matrix" als Informationen der Liebe. Eine intelligente Form des Lebens und der Harmonie des Geistes, die den Menschen ganzheitlich regenerieren lässt. Dadurch sind die Spontanheilungen, bei denen Raum und Zeit keine Rolle spielen, auch möglich.

Wir sollten aber nicht vergessen, dass die Liebe, der größte Schatz, in uns „wohnt", damit geschehen Heilungen auch durch die Menschen, weil die Liebe in uns lebt und sich durch uns offenbart, wenn wir das nur zulassen. Es ist eine Entscheidung des Menschen aus freiem Willen für die Liebe (für das Leben), für einen Weg vollen Vertrauens und voller Dankbarkeit.

- Wie groß ist also die Verantwortung des Seelsorgers, wenn er weiß, dass er durch sein eigenes nicht nur körperliches „Unheil", die Patienten „berühren" kann?

Die letzte Frage sollten wir eigentlich auf alle Menschen beziehen. Wenn jeder Mensch auf der Erde wüsste, dass wir alle eine „Vernetzte Intelligenz" sind, dann würde er vielleicht mehr über sein eigenes Leben nachdenken. Nachdenken über die Ursachen und Wirkungen seiner eigenen Handlungen und damit wird er bereit, bewusst mehr Verantwortung für seine Person und für sein Leben zu übernehmen. Der Mensch wird dann seine Fähigkeiten gewollt nutzen und für das Allgemeinwohl einsetzen.

2.16 Vernetzte Intelligenz

Ich besuche einen Mann, der zirka 60 Jahre alt ist. Der Patient hat eine Darm-OP hinter sich und liegt im Einzelzimmer. Von der Statur ist er groß und korpulent. Von außen sieht er relaxed aus. Das Zimmer ist mit Sonnenlicht durchflutet, der Patient sieht fern, auf seinem Tisch liegen Zeitungen.

"Lieber Gott führe mich und helfe den Menschen."

S: Guten Morgen. Ich heiße Felix, ich bin Krankenhausseelsorgerin.
(Ich strecke ihm die Hand entgegen, er schaut mich mit einem freundlichen Lächeln an und erwidert meinen Händedruck. Seine Hand ist stark und groß, sein Händedruck verbirgt eine gewisse männliche Stärke und Stabilität. Sein Blick ist sehr wachsam, aber er verrät auch Fragen bezüglich meiner Person.)

P: Guten Morgen. Ach ja ?
(Er schaut auf mein Seelsorgeschild. Ich lasse ihm ein bisschen Zeit, sodass er das Schild lesen und meine Funktion einordnen kann.)

S: Ich besuche die Patienten. Wie lange sind Sie im Krankenhaus? Sie machen einen Eindruck als ob Sie bald heimgehen sollten. *(Ich stehe an seinem Bett, er lächelt mich an, jedoch quält ihn eine bestimmte Ungewissheit.)*

P: Ja, vielleicht schon morgen. Ich wurde operiert. *(Er deutet auf seinen Bauchbereich.)* Die Ärzte haben auch meine Nieren geprüft, da stimmt etwas nicht und ich

habe leichte Schmerzen. *(Er ist nachdenklich und traurig. Ich habe das Gefühl, dass er über die Krankheiten überhaupt nicht sprechen will. Sie machen ihm Angst und Sorgen über seine Zukunft. Obwohl es im Zimmer durch die Sonne hell ist, breiten sich seine Ängste und Zweifel aus wie ein schwerer, dunkler Nebel, der das Zimmer düstern aussehen lässt. Eine unangenehme Kälte läuft mir den Rücken herunter. Der Mann baut eine unsichtbare Sperre zwischen uns auf. Er sieht wie ein Ritter aus, der seine Burg, sein Kastell der Gefühle, seine innere Welt verteidigen muss.*
Dadurch fühle ich mich zurückgewiesen.
Ich bete für ihn auf meine Weise und überlasse ihn der Liebe.)

S: Wenn Sie morgen heimgehen, wünsche ich Ihnen alles Gute.
    (Wir verabschieden uns mit einem kräftigen Händedruck und ich verlasse das Zimmer. Ich bemerke eine Erleichterung im Gesichtsausdruck des Patienten.)

Im Foyer setzte ich mich und mache meine Notizen.
Auf dem Tisch liegen Zeitungen und Zeitschriften.
Ich nehme eine davon und schlage eine Seite auf, wo ein Artikel über den Papst Benedikt XVI geschrieben ist, in dem er appelliert: „Öffne die Tür deines Herzens".
In dem Moment kommt ein Patient auf mich zu. Ich erkenne den Mann, den ich gerade besucht habe.

P: Ach, Sie sind noch hier? Darf ich Sie etwas fragen?
    (Ich bin sehr überrascht.)

S: Ja, natürlich. Fragen Sie.
    (Ich lächle ihn an, sein Gesicht ist freundlich.)

P: Mir hat da etwas gefehlt, als Sie bei mir waren.
Da kommt eine Pfarrerin zu mir und betet nicht
mit mir. *(Er schaut mich fraglich an
und ich staune noch mehr.)*

S: Ich bin keine Pfarrerin.

P: Das macht nichts!
Wir haben doch nur einen Herr Gott!

S: Wissen Sie, als ich bei Ihnen war, hatte ich das Gefühl,
dass Sie alleine bleiben möchten.
Ich habe es akzeptiert und respektiert. Ich bete aber
gerne mit Ihnen.

P: Ja, wenn Sie wieder kommen.

S: Natürlich. Obwohl Sie morgen heimgehen und ich erst
in einer Woche nochmals komme.

P: Man weiß ja nie. Aber ich wollte nur sagen, dass das Gebet mir so gefehlt hat.
*(Dadurch, dass er seine Gefühle so offen legte, ist er ver-
legen und zieht sich zurück.)*

S: Gerne besuche ich Sie und dann beten wir zusammen.
Gute Besserung und einen schönen Tag noch.
*(Er nickt mit dem Kopf, dreht sich um und macht einen
Spaziergang durch die langen Flure.
Ich bin begeistert, wie die vernetzte Intelligenz des Her-
zens, die Liebe, jeden von uns erreicht.)*

Nach einer Woche erkundige ich mich nach dem Patienten. Er ist noch da und ich besuche ihn. Der Mann erkennt mich und begrüßt mich. Ich merke, dass er nicht reden will, er möchte nur beten. Ich nehme seine Hand und wir beten das Vater Unser zusammen.

Ich halte meine Augen geschlossen. Das Gebet ist sehr intensiv. Ich öffne meine Augen und blicke in die Augen des Patienten. Ich bitte Gott um Hilfe, er schickt ihm sein Licht. Der Palast des Mannes aus Angst und Kummer, den er so ritterlich verteidigt hat, fängt an zu wanken und zu zerbrechen. Ein Mann, der nie weinen konnte und es sich auch nie erlaubt hatte, fängt an wie ein Eisbrocken in der Sonne zu schmelzen. Tränen rollen über seine Wangen. Ich halte noch immer seine Hand und gleichzeitig streiche ich sein Gesicht. Auch ich bin tief berührt.

Ich sage halblaut: „Lieber Gott heile Herr XXX und gib ihm Deine Lebenskraft." Mit einer gebrechlichen und zittrigen Stimme antwortet der Patient: „Ich danke Ihnen vielmals".

Das Telefon klingelt. Der Patient nimmt ab und sein „Schutzmantel" aus Gleichgültigkeit umschließt ihn wieder. Seine Stimme ist wie früher: streng, sachlich und furchtlos. Keiner darf ahnen, dass er geweint hat, dass er Angst hat.

Er ist ein Ritter in einer massiven Eisenrüstung, ein Mann der nicht weinen kann.

2.17 Ein göttlicher Funke

Ein Patient, 52 Jahre alt, liegt alleine im Zimmer. Sein Bett steht am Fenster. Der Mann ist sehr korpulent, kann sich nicht von selbst bewegen. Um seinen Körper vor Wunden zu schützen, hat er eine spezielle Matratze bekommen. Er hatte eine Darm-OP und ist sehr schwach. Die Krankenschwester hat mir erzählt, dass der Patient keinen Lebensmut mehr hat und sein körperlicher Zustand kritisch ist. Er lebt alleine und durch sein zu großes Körpergewicht geht er keiner Arbeit mehr nach.

Bevor ich ins Zimmer hineingehe spreche ich mit Gott und bitte ihn um Hilfe und Führung.

Die Tür ist offen, ich betrete das Zimmer und schließe die Tür hinter mir.

S: Guten Morgen. Ich bin Krankenhausseelsorgerin, mein Name ist Felix. *(Ich nehme seine Hand, die regungslos, neben seinem Körper liegt. Die Haut ist glatt, leicht angeschwollen und fühlt sich zart an. Sein Gesicht zeigt die gleichen Züge wie seine Hand. Seine Augen mit dunklen Augenbrauen und langen Wimpern sehen noch sehr jung aus. Sein Blick ist aber zerstreut und ängstlich. Seine Augen spiegeln den inneren Zustand seines Wesens wieder.)*

P: Guten Morgen.
(Er schaut mich sehr misstrauisch an und verächtlich fügt er hinzu:) Haben Ihnen „die da" gesagt, dass Sie zu mir kommen sollen?
(Mit „Die da" meinte er das Personal.)

S: Ich besuche die Patienten im Krankenhaus und jetzt bin ich bei Ihnen. *("Die Brücken" zwischen dem Patienten und dem Personal sehen brüchig aus.)*

P: Ja, ja.
(Er sucht nach Worten, aber ich spüre, dass die innere Unruhe ihn keine klaren Gedanken fassen lässt.)

S: Haben Sie Schmerzen?

P: Nein. Eigentlich nicht, aber ich bin so schwach. Ich habe keine Kraft mich zu bewegen. Die eigene Unbeweglichkeit nervt. Und „die" helfen mir nicht zu oft.
(Er schaut mir nicht in die Augen. Sein Blick ist unruhig. Ich nehme seine Hand und streichele sie. Die innere Unruhe ist bei ihm sehr präsent. Er ist sehr „zerstreut". Ich habe bei ihm das Gefühl, dass in seinen Augen, die ganze Welt die Verantwortung für seinen Zustand trägt. Er versucht nicht seine eigenen Kräfte zu mobilisieren, um seine Situation zu verändern. Seine tiefe Verzweiflung, Ratlosigkeit und Ungeduld kommen an die Oberfläche. Ich fühle seinen inneren Kampf gegen die Machtlosigkeit und damit auch gegen seinen Körper, der sich nicht bewegen lässt. Ich empfinde es, als ob sein ganzes Denksystem eine „Waffe" gegen seine Umgebung gebaut hätte und er jetzt jeden als persönlichen Feind betrachtet. Kein Vertrauen in die Menschen. Keine Liebe für sich selbst und für die anderen. Keine Freude am Leben. Kein inneres Schauen. Keine Kommunikation auf der Herzebene. Keine mentale Verbindung zu der Liebe. Ich fühle sein inneres Chaos. Der Frieden hat dort keinen Platz und er erstickt schon im Keime.)

S: Können Sie Ihre Hand auch nicht bewegen?

P: Nein es geht nicht, ich habe keine Kraft. Ich bin doch so schwach. Es tut schon vom Liegen alles weh.

S: Haben Sie versucht, Ihre Hand ein bisschen zu verschieben?

P: Jaaa...
(Er versucht seine Hand zu bewegen, aber sie bleibt wie ein schwerer Stein liegen.)
"Die" drehen mich immer von einer Seite auf die andere, aber „die" sind so grob.
(Ich taste im Dunkeln. Lieber Gott hilf mir. Bin ich hier bei dem Patienten richtig? Was kann ich für ihn tun? Überraschend für mich selbst frage ich ihn:)

S: Glauben Sie an Gott?

P: Na ja. Ein bisschen schon.
(Dabei schüttelt der Mann seinen Kopf für ein Nein. Das Wort Gott ist ihm nicht fremd. Aber ich spüre, dass er sich mir gegenüber nicht traut, offen zu sagen, dass er keine Gottesbeziehung hat. Seine lebendige Beziehung mit Gott sieht wie ein kostbarer Schatz mit Asche bedeckt aus.)

S: Haben Sie schon nachgedacht, warum Ihr Körper lebt?
(Ich merke, dass es neu für ihn ist.)

P: Ja... eigentlich nicht.

S: Haben Sie von einem göttlichen Funken, der in uns lebt, gehört?

P: Ja, ich weiß nicht. Wenn das so ist, dann soll der göttliche Funke kommen und mich umdrehen!

S 9:   So einfach ist das nicht. Das müssen Sie auch wollen. *(Wir lächeln uns an.)*

P: Ich will, und!?

S: Sagen Sie mal: Was sagen Sie einer Verkäuferin, wenn Sie in die Bäckerei gehen und Brötchen kaufen wollen? *(Er sucht kurz in seinen Gedanken nach der Antwort.)*

P: Na ja. Ich möchte Brötchen.

S: Und was noch?

P: Bitte...*(sagt er nach kurzem Zögern.)*

S: Sie sagen also: Bitte?

P: Ja.

S: Sehen Sie, das ist ganz einfach, auch dem göttlichen Funken in Ihnen dürfen Sie „bitte" sagen. *(Er überlegt und versucht sich mit dem neuen/alten Thema anzufreunden.)* Möchten Sie vielleicht beten oder meditieren? *(Darf ich ihm es überhaupt anbieten, obwohl ich weiß, dass er eigentlich mit dem Thema wenig anfangen kann? Ich fühle mich bei dem Gedanken unwohl und* erinnere mich, wie mein Mentor sagte, dass sich die Patienten nicht wehren können und den anderen einfach ausgeliefert sind. Ich bekomme ein schlechtes Gewissen. Auf der anderen Seite aber bin ich Seelsorgerin und darf den Menschen zu einer lebendigen Beziehung mit der Liebe einladen. Die Hoffnung soll nicht untergehen. Liebe heißt auch Handeln und Handeln ist Leben. Mein innerer, moralischer Ermahner ist jetzt ein bisschen besänftigt.)

P: Nein. Es geht nicht. Mit Beten habe ich nichts am Hut. Ich weiß nicht mehr wie es geht.

S: Darf ich für Sie beten?

P: Ja.
(Er drückt es so aus, als ob er sagen wollte: "Was sonst, wenn es helfen soll, dann beten Sie!" Ich halte seine Hand, schließe meine Augen und fange in Gedanken das Vater Unser an zu beten. Ich bitte dann Gott um Hilfe, dass er alles, was der Mann jetzt braucht, ihm schenken mag. Ich staune, dass der Patient sehr viel bekommt. Meine Gedanken, die eine Dualität aufweisen, beschämen mich. Gott zeigt mir aber immer wieder, dass wir alle, ohne Ausnahme bedingungslos geliebt sind. Die Liebe, die fließt, ist mit dem menschlichen Verstand nicht zu begreifen. Sie ist so schön, dass sich meine Augen mit Tränen füllen. Danke Gott, vielen Dank. Ich beende meine Meditation, öffne die Augen und schaue in das Gesicht des Patienten. Ich bin noch ein bisschen in dem Geschehen vertieft, muss aber weg. Gleichzeitig auch so viel Leid zu erfahren, ist mir zu viel. Ich muss wieder zu mir finden.)

S: Ich werde mich jetzt verabschieden, ich wünsche Ihnen alles Liebe und gute Besserung.
(Ich streichele kurz sein Gesicht. Sein Gesichtausdruck ist wie der von einem kleinen Jungen, der verwirrt ist und innerlich nach Hilfe schreit. Seine Augen sind noch sehr ängstlich.)

P: Auf Wiedersehen. Lassen Sie aber die Tür offen und sagen Sie der Krankenschwester, sie soll kommen und mich endlich umdrehen. Ich warte immer so lange! *(Sein Ton ist befehlend und ungeduldig. Ich verspreche ihm seinen „Wunsch" zu erfüllen und gehe aus dem Zimmer. Ich frage mich aber, ob er für seine Brötchen bei einem Becker auch Danke sagt?)*

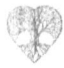

Gott, was war dort geschehen? Hat der Mann auf der unterbewussten Ebene etwas bekommen und mitgefühlt?
ANTWORT des Herzens:
"Nur eine aus freien Stücken wahre Liebe vom Herzen kann eine lebendige Gottesbeziehung schaffen. Es gibt keine Trennung, die Einheit (Körper, Geist und Seele) ist schon längst da. Die Liebe ist in der Schöpfung und die Schöpfung in der Liebe. Alles fließt von einem „Gefäß" in ein anderes. Alles ist verbunden und wenn ein Tropfen aus dem unendlichen Ozean der Liebe in ein „Gefäß" fällt, bleibt er dort wie ein Samen in der Erde. In dem Moment, wo ein Mensch bereit ist, den Samen zu pflegen und ihn mit weiteren Tropfen zu stärken,

wächst aus dem Samen ein starker, wunderschöner Baum der Liebe, ein Baum der Früchte trägt. Die Früchte sind wiederum wie die Samen. Samen für leidende Menschen, die die Liebe als Nahrung brauchen. Es ist ein lebendiger Kreislauf der Liebe, ein Leben, wo alles in Fülle vorhanden ist, was der Mensch braucht."

Danke.

2.18   Im Bann der Liebe

Es ist ein Dreibettzimmer. Im Raum sind aber nur zwei Betten. Ein Bett steht am Fenster und das andere in der Mitte. Zwei mir schon bekannte Frauen liegen in den Betten. Durch das große Fenster fallen ein paar schwache Sonnenstrahlen, die das Zimmer beleuchten. Auf einem gemeinsamen kleinen viereckigen Tisch stehen drei Vasen mit bunten Blumen. Die beiden Frauen haben eine Darm-OP hinter sich. Befund: bösartiger Tumor. Bevor ich das Zimmer betrete, meditiere ich kurz und bete:

„Lieber Gott schenke mir deine Liebe, deinen Mut und führe mich in den Begegnungen mit der Kraft deiner Weisheit und Klarheit. Amen"

Ich klopfe an die Tür, betrete das Zimmer und schließe die Tür hinter mir.

Die Frau in der Mitte liest gerade ein Buch, die zweite liegt ruhig im Bett und schaut durch das Fenster auf die Dächer der noch nicht beendeten Baustelle. Zuerst begrüße ich die Frau in der Mitte. Sie ist 65 Jahre alt und ihr Äußeres ist sehr gepflegt. Sie ist schlank, die Augen sind dezent angemalt und die kurzen, kastanienfarbenen ordentlich frisierten Haare bedecken ihren Kopf. Wie immer ist sie sehr freundlich, aber distanziert, ich darf nicht ihre wahren Gefühle wahrnehmen. Und als ob sie Angst vor einem Gespräch hätte, sagt sie gleich am Anfang, dass bei ihr alles in Ordnung ist und dass sie und ihre Bettnachbarin noch diese Woche heimgehen. Ich fühle aber ihren inneren „Kampf der Gefühle", die sie mit einer ablehnenden Haltung mir gegenüber durch einen gespielten Ausdruck von förmlicher und zugleich kalter Höflichkeit kaschieren möchte.

Die Frau am Fenster begrüßt mich mit einem lachenden Gesicht. Eine Herzenswärme und innere Gelassenheit ist bei dieser 69-jährigen Frau spürbar. Vor einer Woche habe ich sie eine Stunde vor ihrer Operation besucht. Sie war nicht gesprächig, wollte aber mit mir beten. Wir haben das „Vater Unser" gebetet und dann habe ich, um die Selbstheilungskräfte zu aktivieren, mit ihr eine kurze Lichtmeditation geführt.

S: Guten Morgen. Gehen Sie diese Woche nach Hause? Wie geht es Ihnen?
(Ich strecke meine Hand aus und lächle sie an. Ihr Händedruck ist kräftiger geworden und ihre Augen strahlen Freude und Zuversicht aus. Letzte Woche hat ein buntes Tuch ihren Kopf bedeckt, heute hat sie keine Kopfbedeckung. Ich sehe ihren fast kahlen Kopf, nur ein paar Haare behüten ihre leicht aufgedunsene Kopfhaut. Auch ihre fehlenden Augenbrauen und Wimpern sind von der Chemotherapie gezeichnet.)

P: Guten Morgen. Ja, heute bin ich voller Hoffnung. Wissen Sie letzte Woche, da war es vor der Operation. Mann weiß nicht wie es ausgeht.
(Sie macht eine kleine Pause und schaut mich voller Freude an.)
Ich möchte mich noch einmal bei Ihnen herzlich bedanken. Sie haben mir das letzte Mal so geholfen. Das waren Sie, oder?
(Sie schaut mich fragend an. Ich nicke mit dem Kopf. Wir schauen uns in die Augen und lächeln uns gegenseitig an.)

S: Möchten Sie vielleicht ein Gespräch? Brauchen Sie etwas von mir? *(Sie überlegt kurz.)*

P: Ein Gespräch vielleicht nicht, aber ich würde gerne mit Ihnen beten.
(Ich hole mir einen Stuhl, stelle ihn links vom Bett ab und setze mich hin. Ich nehme vorsichtig ihre rechte Hand in meine Hände und wir fangen an, das „Vater Unser" zu beten. Ohne laute Absprache halten wir beide die Augen geschlossen. Das Gebet ist sehr intensiv, als ob es ein Schlüssel für die Eröffnung eines himmlischen Tores wäre. Zum Schluss spreche ich noch einige kurze Abschlusssätze.)

S: Lieber Vater, schenke der Patientin deine Kraft, damit die Vitalität ihres Körpers als Ausdruck der Vollkommenheit und Harmonie deines Geistes auf der materiellen Ebene stattfindet. Lass sie genesen und die Freude deines Herzens soll in ihr Leben fließen und sich als ein glückliches Leben manifestieren. Amen.
(Wir öffnen unsere Augen. Sie drückt ein bisschen fest meine Hände und schaut mich aufmerksam an.)

P: Ich danke Ihnen sehr.
(Wir schauen uns wortlos an. Den Raum füllt sich mit einer angenehmen Stille voller Frieden und Harmonie.)

S: Darf ich noch auf meine Weise beten?

P: Ja. Natürlich.
(Meine rechte Hand lege ich behutsam auf ihren Bauch. Ich arbeite jetzt mit ihrem energetischen Körper. Beide halten wir unsere Augen geschlossen. Gerade als ich fertig geworden bin, klingelt ihr Telefon. Sie nimmt ab. Ich stehe auf, winke kurz, sie sagt kurz „danke" und führt das Telefongespräch weiter.)

Ich stelle den Stuhl auf seinen Platz.
Ich schaue in Richtung der Patientin in der Mitte. Sie
liest jetzt kein Buch mehr, sie ist verlegen und über ihre
Wangen rollen Tränen. Ich gehe zu ihr und schaue mir
sie schweigend an. Die aufgebaute Energie der Liebe im
Raum hat die Patientin in ihren Bann gezogen. Sie hat
sich geöffnet und die verletzten Strukturen ihres Seins
schweben wie Seifenblasen nach oben. Eine Transfor-
mation der Seele, die ihr eine Erleichterung bringt, ist
im Gange.)

P2: Oh, entschuldigen Sie mich. Na so was, das ist jetzt so
unpassend. Ich weiß nicht, warum ich jetzt weinen
muss.
(Sie nimmt ein Tempotaschentuch und putzt sich die
Nase. Ich nehme mir einen Stuhl und setze mich vor ihre
linke Bettseite. Ich greife nach ihrer linken Hand, sie
gibt sie mir ohne zu zögern.)

S: Sie brauchen sich nicht zu entschuldigen, es ist in Ordnung. Es ist völlig normal.

P2: Wissen Sie, seit meinem Befund habe ich nicht geweint.
Ich weiß nicht, warum gerade jetzt. Ich weiß nicht, was
mit mir geschieht.

S: Ihre Tränen brauchen Sie nicht zu verstecken, die kommen, wenn sich in uns Menschen gerade etwas löst. Es
bringt Ihnen dann eine Erleichterung. Es ist gut so.

P2: Meinen Sie?
(Die Patientin beruhigt sich langsam. Ich bete die ganze
Zeit für sie.)

S: Ja, natürlich. Möchten Sie vielleicht auch beten?

P2:   Ich habe mit Euch zusammen gebetet.

S: Möchten Sie vielleicht meditieren, um ihre Selbstheilungskräfte zu aktivieren?

P2:   Ich meditiere auch. Ich kenne es.

S 5:   Wollen wir es zusammen versuchen?

P2:   Ja, gerne.
       (Ich führe sie in die Meditation, in der sie Licht einatmet. Ihr Körper reagiert leicht indem er kleine Bewegungen zeigt. Ich merke, dass die erste Patientin ihr Telefongespräch beendet hat und sich in die Meditation einklinkt. Ich führe die Patientin wieder zurück. Ihr fällt es schwer die Augen zu öffnen. Ich warte ein bisschen, bis sie wieder in die Gegenwart kommt. Langsam öffnet sie ihre Augen und schaut mich an. Ihr Gesichtsausdruck ist jetzt weich, eine innere Harmonie und der Einklang mit der Liebe sind sichtbar.)
       Ich danke Ihnen, es war wunderschön. *(Sagt sie langsam und voll des Friedens)*

S 6:   Möchten Sie noch reden, brauchen Sie etwas von mir?

P2:   Nein, nein, danke, es ist gut so.
       (Ich merke, dass sie jetzt alleine in ihrem „Heiligtum" sein will. Die erste Patientin wischt sich heimlich ihre Tränen ab.)

S: Ich wünsche Ihnen gute Besserung und alles Liebe.

P2: Danke, Ihnen auch alles Gute. *(Ich gehe leise Richtung Tür, ich drehe mich noch kurz um. Die Patientin am Fenster winkt mir zum Abschied und die zweite ruht schon mit geschlossenen Augen in einem heilsamen Traum der Liebe. Danke Gott!)*

Zu Hause lese ich dann einen interessanten Satz, den einmal ein Psychologe gesagt haben soll:

„Der Unterschied zwischen einem Psychotiker und einem Mystiker ist lediglich der: Ein Psychotiker geht im Unbewussten unter, der Mystiker kann schwimmen."

Ich gehe noch weiter und will wissen: Was ist ein Unterschied zwischen einem Mystiker und einem Heiler?
Die Frage richte ich an Gott.

ANTWORT:

„Ein Mystiker kann im Unbewussten schwimmen und ein Heiler „repariert" während des Schwimmens die verletzten Strukturen des menschlichen Daseins. Der Mensch wird nicht gerichtet, nur in seiner Ganzheit ausgerichtet. So finden wieder die menschlichen Strukturen die Harmonie des Ursprungs, finden die Mitte, den heiligen Kern der Heilung. Die Bioenergie des Körpers wird dadurch aktiviert und die Selbstheilungskräfte kommen zum Einsatz. Eine Transformation der Zelle, einschließlich die Veränderung der

Information in der DNS, sind die logischen Folgen der spiri-
tuellen Heilung."

2.19   Der menschliche Körper als Tempel des Geistes

Das Zimmer ist für zwei Patientinnen vorgesehen. Zwei Frauen hüten die Betten. Im Flur vor der Tür meditiere ich kurz und bitte die Liebe um Führung.

Die Atmosphäre im Raum ist sehr „gemischt", von der einen Seite viel Wärme und Licht, wo ein Frieden spürbar ist, die andere ist kalt und dunkel, wo eine Disharmonie die Luft wie eine Kettensäge schmerzhaft schneidet. Eine Säge, die den menschlichen Leib zerfetzen kann.

Ich begrüße erst die Frau, die am Fenster im Bett liegt. Ich kenne sie schon von meinem letzten Besuch. Nach schulmedizinischem Befund hat sie Krebs. Vor einer Woche und zwei Tagen hatte sie ihre OP. Ihr Verhalten zeigte sehr viel innere Unruhe. Sie hat zwar gelächelt und gelacht, aber es war eine aufgesetzte Fasnachtsmaske. Eine Maske, die zeigen sollte, wie tapfer sie ist und wie positiv sie der Zukunft entgegen geht. Während des Gesprächs hat sie dann aber angefangen zu „schmelzen" und die Tränen liefen über ihre Wangen. Als Abschluss, um ihre Selbstheilungskräfte noch mehr zu wecken und zu stärken, führte ich sie in eine Meditation durch ihren eigenen Körper. Heute sieht sie viel entspannter aus, ihre Ausstrahlung verrät eine innere Harmonie. Die Lebensfreude ist präsent, sie begrüßt mich freundlich und mit beglückter Stimme erzählt sie mir, dass sie morgen nach Hause gehen darf. Kurz bete ich in meinen Gedanken für sie und wir verabschieden uns.

Ich begrüße dann die zweite Patientin. Es ist eine 80 jährige Frau, die eine Darm-OP hinter sich hat. Ihr Körper ist sehr geschwächt. Vor 4 Jahren ist ihr Mann gestorben und sie wohnt alleine. Leibliche Kinder bereichern die Familie, aber die sind schon erwachsen und wohnen ziemlich weit weg. Sie will keine Last für die anderen sein und weiterhin selbständig leben. Früher hat sie gerne das Nationaltheater besucht und eine Jahreskarte war ihr kontinuierlicher Begleiter. Sie vermisst die Oper und den Glanz der Aufführung. Eine Darbietung, die sie jedes Mal in eine zauberhafte Welt entführte. Eine phantastische Welt, die sie in ihrem täglichen Leben sehr vermisst hat.

S: Guten Morgen. Mein Name ist Felix, ich bin Krankenhausseelsorgerin.
(Ich schaue der Patientin in die Augen, lächle sie an und gleichzeitig reiche ich ihr meine Hand. Ich fühle eine „Kälte" und „betrete einen Raum der Düsterkeit".)

P: Guten Morgen.
(Sie streckt mir ihre Hand entgegen und mustert mich mit sehr durchdringendem Blick) Und was machen Sie? Suchen Sie Ihre Schäfchen? *(Obwohl sie lächelt, empfinde ich ihre innere Gegenwart als sehr distanziert und abwehrend.)*

S: Ich besuche die Menschen im Krankenhaus.
(Ich antworte mit einer Verzögerung. Wir fixieren uns beide mit den Augen.)

P: Ja...
(Sie schaut mich mit großem Misstrauen an und zugleich habe ich das Gefühl, dass sie aber mehr über meine Arbeit wissen will. Parallel „arbeite / bete" ich die ganze Zeit auf der anderen „Ebene" ihres menschlichen Daseins. Ich habe den Eindruck, dass sie das Wort Seelsorge anders als ich definiert und sie jetzt Angst hat, dass ich sie bekehren werde. Während ich mich

versuche in der „Welt" der Patientin zurecht zu finden, beobachtet uns die andere Frau und klinkt sich gedanklich ein. Ich empfinde es als zusätzliche Belastung, die für mich unangenehm ist und bemerke eine Störung des „Arbeitsfeldes" zwischen mir und der älteren Patientin.) ...und was geschieht dann?

S: Ich unterhalte mich mit allen Patienten, die ich gerade besuche. Jeder Mensch hat doch eine Seele.
(Sie schaut mich neugierig an. Sie fängt an sich zu öffnen, ihr Vertrauen wächst sehr langsam. Ich frage aber nicht, ob ich mich setzten darf, sonst werde ich sie noch wie einen kleinen fürchtenden Vogel in noch mehr Angst versetzen. Ich bleibe bis zu Ende unseres Gesprächs an der Bettkante stehen.)

P: Ja, ich denke auch, dass es so ist, aber man weiß es nicht.
(Sie schaut mich fraglich an.)

S: Aber Sie leben doch, oder?

P: Stimmt, aber wissen Sie, ich habe noch nicht in mich so reingeschaut. Ich weiß es einfach nicht.
(Sie ist nachdenklich.)

S: Jeder Mensch offenbart sein Leben in dem er denkt, Gefühle hat und Emotionen zeigt. Damit hat er auch eine Seele.

P: Ja das stimmt.
(Sie lächelt und richtet ihren Blick nach oben. Ich habe das Gefühl, dass sie ein kleines Puzzleteil des Ganzen,

durch ihr eigenes Nachdenken, gefunden hat und es durch Akzeptanz integrieren konnte.)
Aber was machen Sie noch mit den Patienten?

S: Wie ich schon sagte, ich unterhalte mich mit den Menschen und wenn jemand beten möchte, dann bete ich auch mit ihm.

P: Nein, nein das mache ich schon alleine.
(Ich fühle ihren inneren Einspruch und Desinteresse.)
Wie in der Bibel steht, „geh und bete in einen kleinen Kämmerlein".

S: Jeder Mensch betet anders. Sie bevorzugen einfach ein Gebet in der Stille und alleine. Es ist für Sie angemessen und völlig in Ordnung.
(Sie schaut mich irgendwie erstaunt an. Ich merke, wie sie meine Gegenwart immer mehr akzeptieren kann. Ich bete die ganze Zeit auf meine Weise und bitte Gott um seinen Beistand.)

P: Wissen Sie, ich bin keine Kirchengängerin. Nur an großen Feiertagen gehe ich hin, nur dann ist es dort schön.

S: Ja, an den Tagen gibt es dort oft Chöre und Orchester.

P: Richtig und das gefällt mir. Ich habe früher viel gearbeitet und dann noch am Sonntag in die Kirche gehen? Nein, nein, das musste nicht sein.
(Sie erzählt mir von ihren Theaterbesuchen. Auch die ganze Familie ist in unser Gespräch integriert. Ihre Einsamkeit und die Ratlosigkeit eines alten Menschen kommen dennoch zum Vorschein.)

Aber unser Pfarrer ist ein toller Mensch. Er arbeitet so viel. Er hat wirklich viel zu tun.

S: Besucht er auch die Menschen?

P: Nein, dafür hat er keine Zeit. Er muss sich um wichtige Dinge kümmern. Er macht so viele Aktivitäten.
(Sie spricht mit einer großen Begeisterung für den Mann und ihre Augen glitzern, wie zwei Diamanten.)

S: Was macht er so?

P: Jetzt z.B. ist ein Gerüst an der Kirche. Er muss mit der Architektin sehr viele Sachen klären. Er ist dort sehr präsent. Er zeigt sich auch sehr gern und repräsentiert damit die Kirche.
(Ich kann es kaum begreifen, was ich da von der Patientin höre. Soll das wirklich die Aufgabe des Kirchenmannes sein, der die Kirche nur als materielles Gebäude repräsentiert? Wo ist hier der Mensch, der Mensch als „Kirche" für die Seele. Was bringt die Renovierung der Kirche aus Stein und der äußerliche Glanz und die Präsenz, wenn die menschlichen Seelen leiden? Die Gedanken und Reflektionen machen mich kurz traurig. Die Patientin entflammt sich aber für das, von dem sie schon ihr ganzes Leben geschwärmt hat. Es war immer die „äußere materielle Kirche". Wir erzählen noch kurz über ihre Krankheit und die körperlichen Schmerzen. Ab und zu ist sie nachdenklich und ich merke, dass meine Arbeit „Früchte" bringt. Die Patientin „leuchtet" durch ihre weicheren Gesichtzüge mehr und ihr Wesen zeigt sich überwiegend harmonisch.)

S: Ich verabschiede mich. Ich wünsche Ihnen viel Liebe und eine gute Besserung.
     (Ich strecke meine Hand der Frau entgegen und sie nimmt sie mit Freude und mit viel mehr Vertrauen als am Anfang, an.)

P: Auf Wiedersehen. Ich danke Ihnen vielmals.

2.20 Ein stilles Leiden
und ein sanftmütiger Abschied

Eine krebskranke 74 Jahre alte Patientin liegt alleine im Zimmer. Ich kenne sie. Vor etwa drei Monaten habe ich sie schon einmal besucht. Sie war bereits damals sehr schwach, diesmal sagt das medizinische Personal, dass sie austherapiert ist. Sie liegt nur hier, um den Körper zu verlassen.
Im Flur vor der Tür meditiere ich kurz und bitte Gott um seine Kraft, Liebe und Führung.

S: Guten Morgen. Mein Name ist Felix, ich bin Krankenhausseelsorgerin. Erkennen sie mich?
(Das Zimmer ist hell, durchflutet mit angenehmen, warmen Sonnenstrahlen. Auf dem Tisch liegt ein Gebetbuch und drei Vasen mit drei bunten Sträußen, stehen darauf. Es verleiht dem Zimmer ein bisschen himmlische Fröhlichkeit. Die Patientin liegt am Fenster. Überall medizinische Apparatur, Schläuche und Medikamente. Die Frau liegt fast regungslos da. Ich strecke ihr meine Hand entgegen, aber sie ist nicht mehr in der Lage, mir ihre Hand zu reichen. Ich fasse kurz ihre rechte Hand als Zeichen der Begrüßung. Das letzte Mal konnten wir noch zusammen das Vater Unser beten und uns noch kurz unterhalten. Heute schaut sie mich nur leidend an und bewegt ihren Kopf leicht von links nach rechts. Ich habe das Gefühl, dass sie sich für ihr Aussehen schämt. Ihr Gesicht ist durch die Krankheit und Medikamente stark verändert. Die linke Hand ist angeschwollen, als ob das Hautgewebe mit sehr viel Wasser gefüllt wäre.)

S: Ist schon gut, Sie brauchen nicht zu sprechen. Wenn Sie
     erlauben, setzte ich mich nur ans Bett und bete für Sie.
     *(Zum Zeichen ihres Einverständnisses nickt Sie leicht
     mit ihrem Kopf. Ich nehme mir einen Stuhl und setzte
     mich vor ihre rechte Bettkante. Beim ersten Besuch ha-
     ben wir beim Beten unsere Hände gehalten. Ich schaue
     mir ihre rechte Hand an und nehme sie behutsam in
     meine Hände. Mit meiner rechten Hand streichele ich
     sanft ihre alte, zarte und irgendwie adlige Hand und
     lege sie dann leicht auf ihren Bauch. Die Patientin sieht
     mich mit einem einfühlsamen Blick an. Wir beide schlie-
     ßen die Augen und vertiefen uns meditativ in ein Mys-
     terium. Ein Mysterium, das Leben heißt. Ich bete für sie
     und gleichzeitig bekomme ich Bilder. Bilder vom Kör-
     per, deren Körperzellen ohne Licht, schwer wie Blei,
     den Körper bestimmen. Es existiert kaum Leben, viele
     „Verletzungen" sind gegenwärtig. So ein Anblick macht
     mich traurig. Ich mache kurz die Augen auf und schaue
     auf die ganzen Medikamente, die in Form einer Flüssig-
     keit in ihren Körper tropfen. Bekommt sie auch etwas
     gegen Schmerzen? Bestimmt... Ich bete weiter, die Pati-
     entin liegt ruhig und ein zartfühlender Atem hebt har-
     monisch ihre Brust. Ein wohltuender Frieden durch-
     dringt den Raum. Ich beende mein Gebet und
     entscheide mich, ohne sie zu wecken, das Zimmer zu
     verlassen. So leise, wie ich nur kann, stelle ich den Stuhl
     auf seinen Platz. Ich merke aber, dass die Frau ganz
     langsam ihre Augenlieder anhebt. Ich gehe auf sie zu.)*

S: Ich werde mich jetzt verabschieden. *(Sage ich leise.)* Ich
     wünsche Ihnen alles Liebe.
     *(Ich nehme kurz ihre Hand und sie erwidert den Ab-
     schied mit einem feinen Händedruck.)*

P: Vielen Dank, ich danke Ihnen vielmals. Ich wünsche Ihnen auch alles Gute.

(Sie schaut mich gefühlvoll an. Ihre Stimme ist sehr schwach und kaum zu hören.   Ihre Augen füllen sich mit Tränen. Ich habe das Gefühl, dass es unser Abschied ist. Eine einfühlsame, liebevolle und zärtliche Empfindung durchdringt mein ganzes Sein. Wir schauen uns lautlos in die Augen und ich berühre flüchtig mit meiner rechten Hand ihr weichherziges Gesicht. Sie lehnt ihren Kopf kurz an meine Hand. Ihr dankbarer Blick sagt mehr als tausend Worte. Ich bin tief berührt. Wir trennen uns und ich verlasse das Zimmer.)

2.21 Das Ablegen des Körpers als Teil des Lebens

Die Zimmertür ist offen. Es ist ein Dreibettzimmer. Im Bett an der Tür liegt ein Patient. Ich sehe nur seinen Kopf. Der ganze Körper ist gründlich mit einer Decke verhüllt. Es ist ein alter, zerbrechlicher Mann. Er ist 90 Jahre alt und liegt alleine im Zimmer.

„Lieber Gott durchflute mich vollständig mit deinem Licht, damit ich dem Mann helfen kann."

Ich klopfe an die Tür, betrete das Zimmer und schließe die Tür.

S: Guten Morgen. Ich heiße Felix, ich bin Krankenhausseelsorgerin.
(Seine Hände sehe ich nicht. Sie liegen unter der Decke auf der Höhe seiner Brust. Ich lange mit meiner rechten Hand in Richtung der Decke und taste den kleinen Hügel vorsichtig ab, unter dem ich seine Hände vermute. Dabei schaue ich mir sein Gesicht an und lächle ihn an.)

P: Guten Tag.
(Er schenkt mir ein trauriges und verwirrtes Lächeln. Er blickt auf mich und ich habe das Gefühl, dass er meine Person nicht zuordnen kann.)

S: Ich besuche die Menschen im Krankenhaus.
(Er nickt mit seinem Kopf.)
Darf ich mich hinsetzen?

P: Ja, bitte.
(Kommt zu meinem Erstaunen eine Einladung mit einer kräftigen, entschlossenen Stimme. Ich nehme mir

einen Stuhl, stelle ihn auf die rechte Seite des Bettes und setze mich hin.)

S: Sind Sie schon lange im Krankenhaus?

P: Ich glaube seit drei Wochen.
(Seine Stimme ist leise geworden. Er hat Probleme sich zu erinnern. Seine Worte kann ich kaum verstehen. Sein zahnloses Gebiss lässt seine Zunge nach vorne rutschen und das bereitet ihm Schwierigkeiten zu sprechen und mir ihn zu verstehen. Irgendetwas stimmt hier nicht. Eine innere Unruhe breitet sich in meiner Brust aus. Ich bin plötzlich so schwach.)

S: Wurden Sie schon operiert?

P: Ja. Nein... Ich weiß es nicht.
(Er versucht die letzten Tage seines Lebens ins Gedächtnis zu rufen. Aber die Rückerinnerung an das Geschehene kommt nicht. Er schaut mich fragend und entschuldigend an. Ich sehe seinen Blick, als ob seine Augen fragen wollten: Wo bin ich? Was geschieht mit mir? Bin ich krank? Ich merke, dass er für ein Gespräch zu schwach ist. Ab und zu schnappt er lauter nach Luft und seine Augenlieder schließen sich für längere Augenblicke.)

S: Ich sehe, dass Sie sehr erschöpft sind. Möchten Sie vielleicht nur ein Vater Unser mit mir beten?

P: Ja, gerne.
(Seine Antwort kommt wieder ein bisschen kräftiger. Ich bete halblaut und der Mann betet mehr in seinen

Gedanken. Nur ab und zu höre ich die einzelnen Worte des Vater Unsers von seiner Seite kommen. Er schließt wieder seine Augen für eine längere Zeit. Ich halte meine Hand auf seiner Brust und bete auf meine Weise. Meine innere Führung lässt mich wissen, dass hier nur das weiße Licht des Friedens hilft. Der Mann öffnet plötzlich seine Augen auf und schaut sich verwirrt um.)

S: Möchten Sie, dass ich vielleicht schon gehe? Wollen Sie alleine bleiben?

P: Nein, nein. Bleiben Sie bitte, es ist gut so.

(Er gibt sich Mühe die Sätze deutlich zu sprechen. Ich lächle ihn an, streichele langsam seinen Kopf mit den längeren, grauen Haaren. Seine blasse Gesichtshaut ist faltig und fleckig. Er schaut mich an und widmet mir ein dankbares Lächeln. Er schließt wieder seine Augen. Ich halte meine Hand auf seiner Brust, wo ich auch seine Hände annehme und lasse es fließen. Sein Atem ist sehr unruhig. Es kommen längere Pausen beim Atmen. Sein zahnloser Mund ist halboffen, die Lippen und seine Zunge scheinen „durstig" zu sein. Seine Augen öffnen sich von Zeit zu Zeit, seine Pupillen sind aber nach oben verdreht, so dass ich nur einen weißen Spalt sehen kann.

Ich habe das Gefühl, dass ihn bei jedem Ausatmen ein Stückchen Leben verlässt. Es ist als ob ein Licht ein- und ausgehen würde. Sein unruhiger Atem,
das krampfhafte, laute Schnappen nach Luft und die Atemaussetzer machen mir plötzlich Angst. Ich denke kurz an das Gespräch mit Dr. Mentor, bei dem er mir erzählt hat, wie er bei einem sterbenden Patienten war, der kurz davor auch so anders atmete.

Es kommt rasch auch ein anderer Impuls und ich denke unerwartet an meinen Sohn, der vor 14 Jahren, als er noch 3 Jahre alt war, bei einem Fieberkrampf auch so ähnlich röchelte. An sein Todesnähe-Erlebnis, welches er mir danach schilderte, kann ich mich noch heute ganz genau erinnern. Eine Panik durchströmt mich. "Lieber Gott lass den Mann nicht leiden, lass ihn noch leben. Ich möchte nicht die Erfahrung seines Übergangs machen. Nicht jetzt! Ich bin nicht bereit. Das verkrafte ich nicht. Ich bin einfach zu schwach." Als ob es nicht genug wäre, schwingt wie eine Peitsche ein Gedanke über mich, der mich noch trauriger macht und meine innere Furcht verstärkt. Es ist ein Gedanke des Grauens, der wie eine Gewitterwolke über mir hängt und mich nicht in Ruhe lässt. Ich denke plötzlich, dass wenn der Patient in meiner Gegenwart jetzt stirbt, dann denkt das Krankenhauspersonal noch, dass es meine Schuld war, weil ich bei ihm war. Meine Ratlosigkeit zwingt mich innerlich auf die Knie, meine Augen füllen sich mit Tränen. Ich begreife es nicht. Meine Gefühle hüpfen in mir einen unangenehmen Tanz.
Der Mann öffnet langsam seine Augen, schaut mich friedlich an und lächelt mich sanftmütig an.
Ich muss mich jetzt aber schnell verabschieden. Ich kann nicht mehr hier bleiben.)

S: Ich lasse Sie jetzt alleine. Ich wünsche Ihnen gute Besserung.

P: Auf Wiedersehen. Schön, dass Sie da waren. Danke für Ihren Besuch.
(Wir schauen uns mit einem Lächeln ein letztes Mal an und ich verlasse das Zimmer.)

EIN GENUSS

Genieße die Welt,
genieße die Freiheit.
In deinem Herzen schlummert die Wahrheit.
Es rollt eine Sonne,
eine Kraft, Verbindung zu deiner Krone.
Die Hände strahlen,
sie transformieren die Lebensqualen.
Schatten der Seele
erleuchten dann schneller.
Versuche nur zu leben,
einfach die Liebe anderen zur geben.
Vertraue dem Leben,
Gott wird dir dann seine Hände geben.
Wie ein Kind sei heiter
und genieße das Leben in vollen Zügen weiter.

Fazit:

Ich muss selbst gestehen, dass ich meine Arbeit im Krankenhaus als Seelsorgerin jetzt aus einem ganz anderen Blickwinkel betrachte. Nun ist für mich die Seelsorge immer mit Heilung, mit einer energetischen Transformation und mit einer metaphysischen Veränderung des Bewusstseins verbunden. Es ist ein ganzheitlicher Prozess, der die drei Bereiche (Körper, Geist und Seele) sichtbar macht, die Transzendenz des Unbewussten und die gegenseitige Beeinflussung der Ebenen zeigt. Da ich im Krankenhaus keinen eigenen Raum der Stille hatte, fiel mir die seelsorgerische Begleitung des leidenden Menschen in so einer Konfusion nicht leicht. Aus dieser Sicht kann auch die Optimierung der adäquaten Behandlung nicht immer gewährleistet sein. Aber ein offenes und tolerantes aufeinander zugehen, lässt uns alle mehr Mensch sein und gestattet erfolgreichere, ganzheitliche Heilergebnisse bei den Patienten. Ich bewundere das medizinische Personal für deren Hingabe und Einsatz. Deren Arbeit bedarf insbesondere Courage und Entschlossenheit. Das sind auch Menschen, die Gefühle und Emotionen haben und der Anblick eines durch z.B. Krankheit zerstörten Körpers erfordert eine ganze Menge Mut.

Das Verständnis für die Biophotonen und die Quantenphysik spielt hierbei auch eine bedeutungsvolle Rolle. Diese Erkenntnis vereint die Menschheit zu einer großen Licht-Familie. Spiritualität, Heilung und Wissenschaft schließen sich nicht aus, im Gegenteil, die Gebiete ergänzen sich und bereichern unser Leben.

Möge die Liebe, die DU bist, dein Leben gestalten
und die Weisheit und Klarheit deines Herzens
soll sich gegenwärtig bis in die Ewigkeit manifestieren.

Viel Segen und Mut auf deinem Weg,
lebe in Freude und Frieden,
wachse und bringe die Früchte der Liebe.

Justine Felix

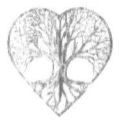

Über die Autorin

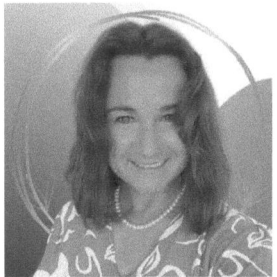

Justine Felix,
geb. 1966 in Loben

Heilerin & Künstlerin,
Mentorin & Expertin
für Energiemedizin

Seit vielen Jahren begleitet Justine Felix Menschen mit Seminaren, Heilabenden sowie individuellen Heilbehandlungen und Fernbehandlungen auf ihrem Weg zu mehr Gesundheit und innerer Balance. Ihre Reise begann schon in ihrer Kindheit, als ein tiefgehendes spirituelles Erlebnis sie dazu inspirierte, Bilder zu malen, die als „Seelenheilungsgemälde" bekannt sind.
(www.galerie-shanta.de)

Im Laufe der Jahre hat Justine Felix einen individuellen Heilungsstil entwickelt, der ihr ermöglicht, ein Höchstmaß an Selbstheilungskraft zu aktivieren. Mit über 20 Jahren Erfahrung im Handauflegen und in der Seminararbeit, hat sie ein einzigartiges Online-Programm zur Energiemedizin ins Leben gerufen.

Dieses Online-Spirit-Programm bietet eine fundierte Ausbildung in der Energiemedizin und unterstützt Ärzte, Therapeuten und Heiler dabei, ihr Wissen zu erweitern und ihre Fähigkeiten zu verfeinern, um noch wirkungsvollere Ergebnisse bei der Begleitung ihrer Patienten zu erzielen.

Die holistische Arbeitsweise von Justine Felix ist auf das individuelle Heilen ausgerichtet. Sie versteht Heilung als eine Epigenetik der Liebe, die im Herzen der Menschen beginnt und ihre gesamte Existenz heilsam transformiert.

www.justinefelix.com